U0218565

医院人力资源管理
实践创新

INNOVATION OF
HUMAN RESOURCE MANAGEMENT PRACTICES
IN HOSPITAL

丁强 王晓东 张正堂 朱卫华 张全 / 著

社会科学文献出版社
SOCIAL SCIENCES ACADEMIC PRESS (CHINA)

序

　　人力资源管理理念是 20 世纪中期由管理学大师彼得·德鲁克提出的，涵盖人力资源规划、招聘培训、人员素质测评、工作分析、绩效考评、薪酬管理、职业生涯规划、社会保障制度、劳动人事法律等。医院人力资源管理的基本任务是通过建立一套行之有效的激励机制，提高人的能力，激发人的活力，使员工的价值观念和行为与医院的事业发展需要相适应，既保证医院的发展，又使人得到满足和成长，具有选人、用人、育人和留人的职能。

　　长期的计划经济体制给我国的国有非营利性医院打上了较深的烙印，我国很多医院的人力资源管理还处于传统的人事管理阶段，尚未建立起科学、规范化的人力资源管理机制。传统人事部门往往是一个行政服务部门，其工作往往以事为中心，注重人对事的适应性，只见事，未见人，强调事的单一方面的静态控制和管理，如员工的录用、工资调整、专业技术职务晋升、人事档案管理等，而极少关心人的内在需求的变化，忽视了人的可激励性和能动性，一定程度上抑制了其内在潜能的发挥。例如，没有从提升人才能力的角度，制定出符合医院未来发展需要的人力资源规划与培养制度；缺乏科学合理的员工绩效考评体系和完善的激励机制；没有按照医院发展的长远目标，将员工及管理层的工作进行统一的规划，以达到尽可能地利用人的创造力，增强医院的专业服务能力以及提高社会效益的目的。这种传统的人事管理模式使医院很难做到人事相宜，人才资源也得不到合理、优化的配置及有效的激励，因而不能为医院提供优质的人力资源产品和服务。

随着我国医疗卫生体制改革的不断深入，特别是《关于建立现代医院管理制度的指导意见》的出台，医院面临新的机遇和挑战。大型医院作为国家医疗卫生资源的一个重要组成部分，既要为人民群众提供优质高效的医疗产品和服务，又要适应国家医疗卫生改革的需要，积极参与日趋激烈的医疗市场竞争。党的十九大报告突出强调，人才是实现民族振兴、赢得国际竞争主动权的战略资源。新思想新时代为人才发展明确了战略定位，新使命新征程为人才事业开辟了广阔空间。医院作为知识密集型服务群体的聚集地、专业技术人才的集中地，其管理的本质就是对人力资源、人才资源的管理。人力资源是医院资源中的第一资源，医院人力资源编设合理、配备比例适当、整体结构优化、激励措施完善，是提高医疗质量、增强医院核心竞争力的重要手段。因此，在新型医院管理体制下，如何进行大型医院人力资源管理，建立有效的人力资源管理体制，提高医院核心竞争力是医院管理者考虑的首要问题。国内一些医院已经开始转型，采取了一系列策略对内部各项管理工作进行创新和优化。作为医院发展的核心和关键，人力资源管理工作也得到了一定的改善。

江苏省人民医院（即南京医科大学第一附属医院，以下简称医院）作为省属公立医院，近年来取得了长足的发展，在全国同类医院中的排名不断提升。而在这个发展崛起的过程中，医院人力资源管理创新功不可没。医院近年来投入了大量的精力优化人力资源管理体系，完善人力资源管理制度，也取得了良好的效果。2015 年和 2016 年，医院在全国同行中举办了两次国家级学习班，取得了同行的高度认同。基于此，我们组织专家团队，系统地整理了近年来江苏省人民医院人力资源管理的实践与创新，以期与全国同行分享。

全书由丁强（江苏省人民医院）、王晓东（江苏省人民医院）、张正堂（南京大学）、朱卫华（江苏省人民医院）、张全（江苏省人民医院）负责总统筹和参与部分写作。此外，以下成员参与了本书有关章节的写作。

第一章，宋锟泰（南京大学）。

第二章，贺丽娟（江苏省人民医院），宋锟泰（南京大学），王丹（江苏省人民医院）。

第三章，朱滨海（江苏省人民医院），张海燕（南京大学），汤杨、唐大龙、童斌（江苏省人民医院）。

第四章，黄亚新（江苏省人民医院），刘颖（南京工程学院），潘晨（江苏省人民医院）。

第五章，贲慧（江苏省人民医院），吴婷（南京大学）。

第六章，顾则娟、李志光、蒲皆秀、薛强、顾璟（江苏省人民医院）。

第七章，宋兵（江苏省人民医院），赵李晶（南京大学），黄浩洋（江苏省人民医院）。

第八章，赵李晶（南京大学），邵悦（江苏省人民医院）。

感谢江苏省人民医院朱宁玉、纪玲、王永红、陈曦、刘蕾、戴晨曦在提供并核实相关资料方面做出的贡献。

江苏省人民医院的历史与发展

　　全国公立医院包括部委医院、省属医院、市县属医院，江苏省人民医院作为省属医院，经过 80 多年的发展，尤其是近十多年的突破性发展，已经在全国省属公立医院中确立了重要地位。

第一节　全国公立医院格局

　　我国卫生服务体系主要由医院、基层医疗卫生机构和专业卫生机构组成，其中，医院可以按照登记注册类型分为公立医院和社会办医院。公立医院是我国医疗卫生服务体系的主体，在提供急危重症和疑难病症诊疗服务等方面发挥骨干作用。公立医院一般是指由国家有关部门或机构进行组织和管理，纳入政府财政预算管理的非营利性医院。公立医院可以进一步根据主办单位分为政府办医院和其他公立医院。政府办医院主要指由各级人民政府组织和管理的公立医院，按照属地层级不同分为部办医院、省办医院、市办医院和县办医院。其他公立医院则是指由地方国企、央企和军队等公共事业机构组织并管理的非营利性医院。截至 2015 年底，全国共有 98.35 万家医疗卫生机构，其中医院数达到 2.76 万家；全国医疗卫生机构床位数达到 701.5 万张，其中医院床位数达到 533.1 万张（占比 76%）；卫生人员共计 1069.4 万人，

其中医院卫生人员共计 613.3 万人（占比 57.3%）；总诊疗人次达 77
亿人次，其中医院诊疗人次达到 30.8 亿人次（占比 40%）。我国医疗
卫生服务体系概况如图 1 - 1 所示。

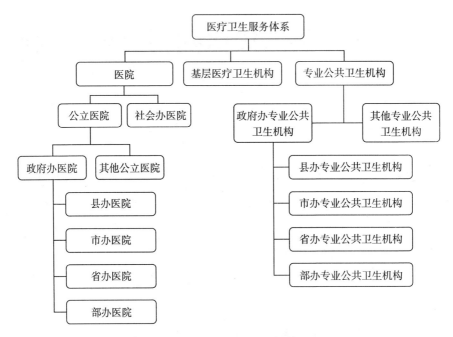

图 1 - 1　我国医疗卫生服务体系概况

一　部办医院

部办医院是由现中华人民共和国国家卫生和计划生育委员会及其
直属机构在全国范围内直属管理的一批公立医院，主要包括 3 家卫计
委直属医院和 10 家卫计委直属高校的医学院附属医院。

根据《全国医疗卫生服务体系规划纲要（2015 - 2020 年）》（以下
简称《纲要》）的意见，部办医院主要负责向跨省份区域提供疑难危重
症诊疗和专科医疗服务，接受下级医院转诊，并承担人才培养、医学科
研及相应公共卫生和突发事件紧急医疗救援等任务和技术支撑，带动
医疗服务的区域发展和整体水平提升。

二 省办医院

省办医院是由各省级人民政府及其直属机构在全省范围内举办并管理的一批公立医院，主要包括省属医院、省属高校医学院附属医院、省级专科医院。以江苏省为例，省属医院包括江苏省人民医院、江苏省中医院等；省属高校医学院附属医院包括南京医科大学第二附属医院、苏州大学附属第一医院等；省级专科医院包括江苏省肿瘤医院、江苏省妇幼保健院等。

根据《纲要》的意见，省办医院主要向省级区域内的各地市提供紧急危重症、疑难病症诊疗和专科医疗服务，并接受下级医院转诊，承担人才培养和一定的科研任务以及相应公共卫生和突发事件紧急医疗救援任务。在各省级区域内，依据常住人口数，每 1000 万人口应设置 1~2 个省办综合性医院，并根据需要设置各类省办专科医院，在省内形成功能相对齐全的医疗服务体系。

三 市办医院

市办医院是由各地市级人民政府及其直属机构在全市范围内举办并管理的一批公立医院，主要包括市属医院和市级专科医院。以江苏省内为例，市属医院包括南京鼓楼医院、南京市第一医院、无锡市第一人民医院等；市级专科医院包括南京市脑科医院、南京市口腔医院、徐州市肿瘤医院等。

根据《纲要》意见，市办医院主要向地市级区域内居民提供代表本区域高水平的综合性或专科医疗服务，接受下级医院转诊，并承担人才培养和一定的科研任务以及相应公共卫生和突发事件紧急医疗救援任务。各地市级区域内根据常住人口数，每 100 万~200 万人设置 1~2 个市办综合性医院，服务半径通常为 50 公里左右，根据人口规模可以放宽，并按照需求设置各类专科医院。

四 县办医院

县办医院是由各县市级人民政府及其直属机构在县级区域内举办并管理的一批公立医院，主要包括各县办综合医院和县办中医类医院。以江苏省内为例，县办综合医院包括句容市人民医院、扬中市人民医院、如皋市人民医院、丹阳市人民医院、溧水县人民医院等；县办中医类医院包括句容市中医院、如皋市中医院、丹阳市中医院、溧水县中医院等。

根据《纲要》意见，县办医院主要承担县级区域内居民的常见病、多发病诊疗，急危重症抢救与疑难病转诊，培训和指导基层医疗卫生机构人员，适宜技术的推广应用，相应公共卫生服务职能及突发事件紧急医疗救援等工作。县办医院作为公立医院的第一终端，处于医疗卫生体系的基础位置，是政府向县级区域内居民提供基本医疗卫生服务的重要载体。原则上在县级区域内设置一个综合医院和一个中医类医院，并根据人口数量适当增加公立医院数量。

五 其他公立医院

公立医院并不等于政府办医院，由于公立医院具有公益性和非营利性的特征，公立医院常常被等同于政府办医院。事实上，按照归属单位的不同，除了政府办医院外，还存在一些其他类型的公立医院。这些其他公立医院主要由大型央企、地方国企、事业单位、军队等主体举办和管理，如南京总医院、中国航空总医院、华润武钢总医院等。

其他公立医院大多由相关机构的后勤部门发展而来，逐渐面向社会群众，向特定人群及属地居民提供相应的诊疗服务，并统一纳入当地医疗卫生服务体系统筹配置，实行属地化、全行业管理。其他公立医院与政府办医院相互补充，满足人民群众多层次、多元化的医疗服务需求。

在"十二五"规划期间，全国医院数量、床位数、卫生人员数、诊疗人次和住院人次等指标均呈上升趋势，然而随着公立医院的不断整合，全国范围内公立医院数量呈稳定下降趋势，但公立医院的床位数、卫生人员数、诊疗人次、住院人次等相关指标仍呈现上升趋势。如图1-2、图1-3、图1-4、图1-5、图1-6所示，截至2015年底，全国公立医院数量降至13069家（占医院总数的47.4%），但床位数上升至4296401张（占医院床位总数的80.5%），卫生人员数达到510.2万人（占医院卫生人员总数的83.2%），诊疗人次和住院人次分别达到27.1亿人次和13721万人次（分别占医院诊疗总人次的88%和医院住院总人次的85.3%）。

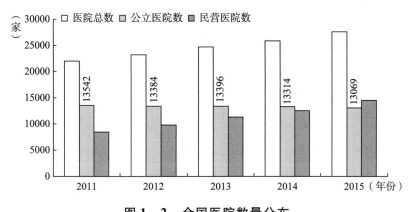

图1-2　全国医院数量分布

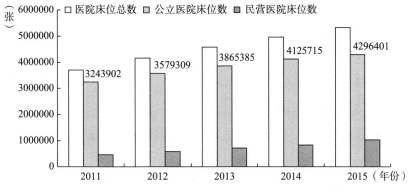

图1-3　全国医院床位数分布

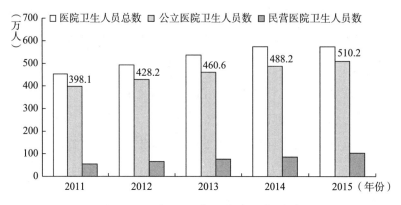

图1-4 全国医院卫生人员数分布

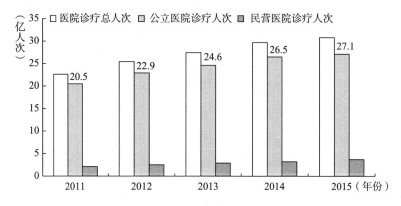

图1-5 全国医院诊疗人次分布

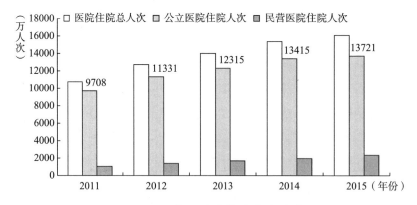

图1-6 全国医院住院人次分布

第二节 早期发展历程

一 1936～1955年的创立与发展

江苏省人民医院，亦名南京医科大学第一附属医院、江苏省红十字医院、江苏省临床医学研究院。其前身是1936年2月1日于江苏省镇江市成立的江苏省立医政学院（1934年成立）附属诊疗所，当时仅租赁小楼一栋，职工数仅有13人，不能满足医疗教学需求。之后，诊疗所获得政府8万元拨款和爱国华侨胡文虎先生5万元捐款（均为法币），建造病房楼两层共计70间。同年9月，诊疗所收购基地上原先的租赁房，并将其改建为楼上楼下各8间房间，作为门诊和病房使用。

1937年抗日战争全面爆发，"八·一三"淞沪抗战后上海沦陷，镇江危急，诊疗所奉命随学院西迁，1938年2月抵达湖南沅陵，4月恢复开诊。8月医政学院奉命与私立南通学院医科合并，改组为国立江苏医学院，诊疗所随之改称为国立江苏医学院附属诊疗所，职工增至20人。同年11月，由国民政府教育部批准，将诊疗所改为国立江苏医学院附属医院，并颁发《附属医院组织章程》。章程规定设院长1人，秉承学院院长之命综理院务。

1938～1943年，医院遭受了日军侵华战争的破坏。1938年12月停诊后，医院先后迁至沅陵、贵阳再至重庆，并在市郊北碚祖湾对面的魏家湾租赁民地5亩余，兴建院舍，有病室、手术室、诊疗室和护士职业训练班教室、宿舍等，它们皆为简易草房。医院分设内科、外科、产妇科、皮肤花柳科、耳鼻咽喉科5个科及检验室、药局，有病床40张。日机先后炸毁了宿舍、教学楼、礼堂、病房等医疗场所，医院经济十分窘困，尽管如此，医院仍千方百计克服困难增加病床（由40张增至60余张），医护员工达24人。至1943年底，医院日门诊人次达200人次，病床增至 100 余张，医护员工达 97 人。

抗日战争胜利后，医院各项工作相继恢复，1945 年 5 月至 10 月经水、陆、空三路，分批迁回镇江原址。12 月 30 日，医院对外恢复门诊。1947 年 7 月医院病房大楼修建竣工，开放 60 张病床，同时安装了 X 光电气设备，共耗资 5.6 亿元（法币）。

1948 年 6 月根据教育部"全国附属医院改组为附设医院，以使医院行政另具体系，俾医院能充分发展"的指令，医院即改称国立江苏医学院附设医院。开放床位 85 张，日均门诊人次达 176.1 人次；日均出院人次达 2.26 人次。有员工 88 人，其中医师 31 人，护理人员 30 人。新建门诊 18 间（平房），产妇科、小儿科、耳鼻咽喉科上午门诊，内科、外科、眼科下午门诊，皮肤科周一至周五下午门诊，神经精神科周六下午门诊。新建手术室 2 间，一般外科手术均可施行。1949 年 4 月镇江市解放。中国人民解放军华东军区暨第三野战军卫生部及镇江市军管会派徐仲飞等军代表接管医院，并恢复建设外科病房楼。

在 1936 年至 1955 年的 20 年发展历程中，医院发展取得了一定的成效。医院由一所仅 13 名职工、租赁小楼的诊疗所逐步发展至门诊部面积超过 600 平方米，外科病房面积超过 2000 平方米，病床超过 240 张的大型医院。医院先后支援了抗日战争、抗美援朝战争，组成了血防医疗队治疗血吸虫病。医院的医疗水平也不断提升，先后引入了 X 光设备，推广苏联"无痛分娩"技术，制成国内首台 X 光记波摄影器，应用半可曲式金属胃镜做胃镜检查，在省内率先开展角膜移植手术等。

二 1956~1985 年的发展

1956 年 8 月，医学院、附院的 17 个临床教研组的 89 位临床医师和数十名技术人员迁入南京市工人医院（由原南京市工人医院和原设在扬州的江苏省工人医院于 1954 年合并而成）。同年 11 月 17 日，江苏省人民委员会发文："将南京市工人医院改名为江苏省工人医院，并作为江苏医学院的附属医院，医院党的关系、人事关系属医学院。"年底，原南京市工人医院改挂江苏省工人医院、江苏医学院附属医院两块牌子，隶属关系从江苏省工会联合会、南京市卫生局划归江苏省卫计委（当时称为卫生厅）、江苏医学院。之后，江苏医学院于1957年12月改名为南京医学院，医院随之改名为南京医学院附属医院。

1958年，医院完成了四件对省内具有较大影响的事件。分别为：改一班制为三班制，建立高级医师下门诊制、预约制、门诊一贯制等提高医疗质量的制度；在省内率先推行"无痛运动"，减轻病人身心疼痛；率先推行"政治下病房"，把思想工作做到病房门诊第一线；进行有社会影响的抢救，先后成功抢救了全身烧伤面积达70%和烫伤面积达80%的病患，收治大批食物中毒病人，获得高度评价，《新华日报》《人民日报》等媒体先后予以报道。同年9月，医院随医学院更名为南京市第一医学院附属医院，并开始筹建南京医学院徐州分院。

1959年，医院对各项规章制度进行修订，统一全院医疗护理技术操作常规和各级人员工作职责及工作制度，实行岗位责任制。翌年4月，正式印发《医院组织及规章制度汇编》，向规范化、制度化迈进了一步。同年，在党政部门领导下，医院职工发扬艰苦奋斗精神，自建新的门诊大楼三层，共4188平方米，比原先门诊楼扩大两倍多，门诊条件得到了改善。全年开放床位500张，门急诊人次达41.33万人次，出院人次达10774人次，职工683人（含医学院编制80人）。

1961年，医院随医学院复名南京医学院附属医院。之后的几年内，医院在科研技术上取得了不断进步，创立了我国第一个脑脊液细胞学实验室，首创了脑脊液细胞旋涡筛滤器，创造了玻片离心法，在省内首先研制成功导线经皮式心外膜电极体外固定频率心脏起搏器，建成了203平方米的钴60治疗室，对肿瘤病人进行钴60外照射、腔内治疗、深部X线照射等治疗。

1981年3月5日，国家卫计委（当时称为卫生部）同意医院与日本名古屋第二红十字医院结为友好医院。同年 4 月 9 日，随着第二附属医院的建立，江苏省政府决定医院改名为南京医学院第一附属医院。同年，国务院批准南京医学院为博士、硕士学位授予单位，共有内科学、外科学、麻醉学、妇产科学等 15 个专业为硕士学位授权点。

1985 年 7 月 12 日，江苏省政府"同意将江苏省工人医院改名为江苏省人民医院，医院领导体制和所承担的任务不变"。8 月 14 日，医院举行隆重的命名典礼和挂牌仪式。10 月 12 日，经江苏省卫计委（当时称为卫生厅）党组同意，医院试行院长负责制。全年开放床位 723 张，门急诊人次达 76.84 万人次，出院人次达 10676 人次，职工 1656 人（含医学院编制 140 人）。

在 1956~1985 年的 30 年间，医院规模明显扩大，医院由改名为南京医学院附属医院时的床位 460 张、门急诊人次 23.43 万人次、职工 592 人，发展至改名为江苏省人民医院时的床位 723 张、门急诊人次 76.84 万人次、职工 1656 人，三项规模指标增长率依次达到 57.17%、227.96%、179.73%，增长迅猛。医院各临床专科的阵容逐步壮大，科技力量在全国居于先进水平或处于领先地位，在国内具有重要影响。其间，医院的多项诊疗技术均在全国范围内具有较高水平，如酒石酸锑钾治疗晚期血吸虫病、颅内肿瘤摘除术、肺切除术、心房间隔缺损直视修补术、自肺灌注体外循环心脏直视手术等，受到了各方的高度评价。医院组织了多次紧急救助活动，如抢救严重烫伤患者、支援唐山大地震灾区的抢救工作、抢救响水县农场 2000 余名农民食物中毒等；还先后调派了多名高年资骨干医师支援江苏其他医院发展，组建医疗队赴坦桑尼亚、西藏、新疆、广西等国家和地区支援当地医疗服务建设，在国际和国内都获得了良好的评价。

三 1986~2006 年的发展

1987 年 2 月医院被命名为江苏省红十字医院，被国家卫计委（当时称为卫生部）评为"1986年全国卫生文明建设先进集体"。次年6月，医院试行责、权、利相结合的医院管理承包责任制，林桂芳院长和江苏省卫计委（当时称为卫生厅）刘昕曜副厅长签订了《江苏省人民医院管理责任制合同书》。10月，医院对院长办公室工作人员进行公开招聘，这是医院首次通过公开招聘选配职能部门工作人员，也是医院人事改革的一项重要探索。

1993年1月14日，医院通过江苏省卫计委（当时称为卫生厅）"三级医院"评审团"三甲医院"的检查验收，确认医院已达到三级医院的标准。同年12月3日，医院更名为南京医科大学第一附属医院。获得国务院学位委员会批准，新增皮肤病与性病学博士学位授权点，内科学肾内科专业、老年医学专业为硕士学位授权点。心血管内科被确定为江苏省重点学科，心血管内科、内分泌科、普外科被确定为江苏省临床重点专科。1995年1月，我国首例非亲体活体供肝部分肝移植术在医院获得成功。年底，活体供肝部分肝移植术被评为1995年度江苏省十大科技新闻之一。7月，江苏省卫计委（当时称为卫生厅）确定医院传染病科为江苏省临床重点专科。此后，江苏省教育厅（当时称为省教委）确定医院心血管内科、皮肤病与性病学科为江苏省A级重点学科。

1996年4月，医院与IBM公司签署《合作开发计算机管理系统协议》，合作开发4年，建立一套医院计算机医疗信息管理系统，包括15个系统模块，400个可执行程序，覆盖范围有挂号、门诊收费、门诊药房、诊间、门诊部、入院处、住院处、病区、药库、住院药房、手术室、功能检查室、检验科、病案统计等部门。9月，医院建立"医院信息中心"，迈出了信息化建设的重要一步。10月，江苏省机构编制委员会将医院急诊科改名为江苏省急诊医学中心。

2002年6月10日，经江苏省卫计委（当时称为卫生厅）批准，医院与江苏省妇幼卫生保健中心建立长期医疗合作关系，合作后，以

"江苏省人民医院河西分院"冠名开业，医院的妇产科与儿科搬迁至江苏省妇幼卫生保健中心，并另开设普内、普外门诊及 6 个病区。7 月 5 日，医院与江苏省妇幼卫生保健中心正式签署医疗合作协议。8 月 12 日，搬迁工作顺利完成，江苏省人民医院河西分院（后改名为江苏省人民医院妇幼分院，简称妇幼分院）开始试运营。

2003 年 1 月，16 层、2.8 万平方米的新外科大楼竣工启用，设有 516 张床位，拥有一流的手术室、先进的物流传输系统等。6 月 18 日，医院行政职能处室机构调整为 14 个处级机构和 8 个院直属科室，即分别为：院长办公室、党委办公室、监察室、人事处、工会、医务处、护理部、教育处、科技处、门诊部、保卫处、计财处、总务处、临床工程处共 14 个处级机构；离退休工作办公室、团委、信息中心、采购中心、预防保健中心、质量控制中心、审计室、基建办公室共 8 个院直属科室。

2004 年 10 月 20 日，医院与江苏省级机关医院、江苏省妇幼卫生保健中心正式签订了《江苏省人民医院集团章程议定书》。26 日，江苏省人民医院集团理事会第一次会议在医院举行。28 日，江苏省人民医院集团挂牌仪式在门诊 18 楼会议室举行，由王湛副省长揭牌，江苏省人民医院集团宣告成立。次年，位于无锡的江苏省太湖疗养院、江苏省核医学研究所加盟江苏省人民医院集团。

2005 年 2 月，医院 HLA 实验室发现并鉴定出三个人类白细胞抗原（HLA）新等位基因，得到 NIH Gen-bank（美国国立卫生院基因库）认证，获得了 WHO（世界卫生组织）HLA 命名委员会的正式命名。4 月，经国家卫计委（当时称为卫生部）同意，医院成立中国活体肝移植研究所。6 月，医院成功完成我国首例劈离式肝移植手术，实现"一肝两用"，急救两命，这标志我国肝移植技术再获重大突破。

截至 2006 年末，医院全年开放床位数、诊疗人次、出院人次、在职员工数由 1986 年的 886 张、81.89 万人次、1.31 万人次、1838 人增

加至 1866 张、239.99 万人次、4.61 万人次、2807 人，增幅分别达到
110.6%、193.1%、251.9%、52.7%。规模和医疗人员数量实现了跨
越式发展，医院的总体规模和技术力量已经接近全国的主要医院水平，
在省内、华东乃至全国范围内的影响力日益彰显。其间，多次获得
"江苏省文明医院称号"，国家科技进步奖、国家发明奖、江苏省科技
进步奖等一系列荣誉；承办了第三届国际耳穴诊治学术研讨会、睡眠呼
吸障碍疾病国际研讨会、全国诊断学改革讨论会等多次国际、国内学术
性会议，并得到与会代表的认可和好评。在医疗水平上，再接再厉，完
成世界首例植入"膈神经刺激器"，国内首例成人间活体肝移植手术，
急诊活体成人右叶供肝肝移植等多项首创技术，射频消融术、冠状动脉
造影术、PTCA 术、冠脉内支架植入术、心脏起搏器植入术、心脏介入
技术等医疗技术均居国内领先水平，心脏分子细胞研究室采用先进的
生物学技术，在心肌炎、心肌病的诊断，受体调控以及家族遗传基因等
研究领域填补了国内空白，达到国际先进水平。先后与苏北人民医院、
无锡市第九人民医院等多家医院签订战略合作协议，促进合作双方共
同发展。先后获得了多个国家重点临床专科建设项目、江苏省重点学
科、江苏省重点临床专科项目等。

第三节　近十年的快速发展

近年来，医院通过全院一致的努力，完成了主要发展任务，逐步向
目标的实现迈进。

一　2006~2010 年的挑战、形势与发展成果

自 1985 年改名为"江苏省人民医院"以来，医院在医、教、研等
各方面均取得了显著的成绩，发展始终处于高速稳定的状态。2004 年，
以江苏省人民医院为核心的江苏省人民医院集团正式挂牌成立，"医疗

航母"雏形初显。集团的组建为学科建设与发展拓宽了空间，在把医院做大做强的道路上迈出了重要的一步。但是，伴随着强劲的发展势头，医院也面临一些新的挑战。

（一）医院发展面临的挑战

首先，医院与江苏省委省政府和全省人民的期望及要求仍存在一定差距。虽然医院的发展取得了长足的进步，但目前仍有部分专科和技术处于比较薄弱的水平，与全国一些大型医院相比存在一定差距，难以满足人民群众日益增长的医疗需求。

其次，医院国家级重点学科和全国有突出影响的人才还不够多。在2001～2005 年的 5 年间，虽然获得了 4 项国家科技进步奖，但仅 1 项由医院独立完成，其余均为合作完成，这与一些部办医院差距较大。此外，虽然医院在医疗人才方面在省内处于优秀水平，具备一定数量的省级重点人才，如当时省"135 工程"重点人才名单，医院有 31 人入围，全省共 83 人，占比为 37.3%，但在全国范围内具有影响力的医疗人才相对较少。

最后，医院的管理水平还有较大的提升空间。医院规模、医疗水平虽然取得了飞跃式发展，但是基础管理部分还较弱，人才队伍结构还不尽合理，人事分配制度和激励制度不够完善，职业化管理人才缺乏，管理理念、方式与医院发展还不够匹配。

（二）医院发展面临的形势

首先，日益增长的医疗需求与医疗服务的矛盾更加突出。人民群众健康意识、经济意识、维权意识不断增强，在医疗服务需求增长的同时，也对医疗服务质量和价格提出了要求。人们更多需要的是便捷、可及、优质的医疗卫生服务。

其次，国家医疗卫生的发展重点逐渐向基层和社区卫生服务体系转移。根据《纲要》的指导，国家对大型综合性公立医院的投入将逐渐减少，加上原本存在的补偿机制不到位问题，大型公立医院的生存和发展面临更大的压力。

最后，就医院而言，这是一个机遇与挑战并存的时期。虽然政府投入相对减少，人民群众的要求增加，医疗市场逐步开放，民营医院、外资医院进入会引发更加激烈的市场竞争，但是，仍然存在良好的发展机遇。医院"西扩东延"建设项目的启动能够进一步拓展医院的发展空间，提高医院的规模效益。

（三）医院在该时期的发展方向

2006～2010年，医院提出了发展目标，力争建成国际知名、国内一流的现代化医院，并成为江苏省医疗教学科研中心。医院于2006年制定了发展规划，并对有关任务做出了具体要求。

在医疗方面，根据对以往医疗需求增长趋势的判断，以及医院扩建工作的展开，医院床位数、诊疗人次不断增加，医院争取将床位数增加至3000张、日专家门诊人次达到4000人次、年出院人次达到8万人次、手术人次达到4万人次。进一步提高医疗质量，实现平均住院日13天以内，病床使用率保持在95%的合理水平，降低药占比，并争取其他医疗效率、质量指标达到或优于国家卫计委（当时称为卫生部）标准。建立多个新的省级临床医疗中心和卫生高技术平台，发展现代诊治中心，巩固生殖医学中心、人类精子库的全国先进地位，发展影像诊断中心、临床实验诊断中心等高水平诊断平台。支持和指导农村与社区卫生服务，参与双向转诊的二级城市卫生服务体系建设。

在科技方面，积极申报科技基金项目，多渠道争取科研经费，实现基金项目、研究经费和科技成果在2005年基础上翻一番。争取3～5个研究室进入国家级和部级重点研究室行列，建设好中心实验室、中国活体肝移植研究所、基因诊断和治疗研究室等高技术科研平台，建立江苏省（临床）医学科学研究院。在重大科学和技术问题上取得独创性成果，对临床实际需求的重大高新技术项目进行引进和创新。加强心脏科、肝脏移植中心两个重点科室建设，保持全国领先水平，争取建成 4 ~ 5 个国家级和在全国有重大影响的重点学科。

在教育方面，建设好一级学科博士点，争取开办八年制医学生教育点，办成临床医学研究生教育示范基地，研究生招生数在 2005 年基础上翻一番，建成江苏省临床医学研究生院。创建国家级专科医师准入培训基地，培养出在国内外有较大影响的学科带头人 10 ~ 15 人，争取培养出院士。建立专科护士培训基地，有计划地培养临床护理骨干。继续教育项目数达到 120 项，全院各类人员继续教育覆盖率与达标率均为 100%，公派出国人次达到 50 人次。

在基础建设方面，2006 年完成西扩的拆迁和设计工作，2007 年上半年完成新干部病房楼的工程建设。妇幼分院建设项目争取在 2007 年动工，将妇幼保健中心建设为具有国内一流水平的机构。

在医院管理方面，形成合理布局、功能齐全、管理高效、环境优美的疾病诊疗场所，为全省人民提供优质、便捷、舒适、安全的服务。实现形式与内容相统一的现代化医院良性运行机制。在扩大规模同时推行全成本经济核算，建立集约型医院管理。拓宽业务渠道，实现业务收入与业务量同步增长，争取将年收入翻一番。加强医院集团建设，共享资源，和集团成员实现共赢。

（四）该时期医院取得的部分成果

1. 2006 年度部分成果

2006 年全年开放床位数为 1866 张，同比增长 5.4%；诊疗人次达到 239.99 万人次，同比增长 10.5%；出院人次为 4.61 万人次，同比增长 10.5%；手术总人次为 2.89 万人次，同比增长 14.3%；全年总收入为 10.12 亿元。

全年完成各类教学任务 6 万学时；授予博士学位 50 人，硕士学位 173 人，公派出国（境）留学 30 人，培训专科医师 9 人；完成国家级继续教育项目 44 个，完成省级继续教育项目 24 个。

全年新获各类科研项目 163 项，其中国家自然科学基金项目 12 项；获科研项目经费 978 万元，学科、人才建设经费 2260 万元；新获各类科技奖项 38 项，其中中华医学科技奖 3 项，中华中医药奖 1 项；江苏省科技进步奖一等奖 1 项，二等奖、三等奖共 3 项。发表论文 1006 篇，其中 SCI 收录论文 52 篇；专著 15 部，专利 1 项。临床医学专业被江苏省教育厅遴选为江苏省高等学校品牌专业学科，被国务院学位委员会批准为一级学科博士、硕士学位授权点，开创了研究生教育和学科建设的新局面。国家卫计委（当时称为卫生部）批准医院组建卫生部活体肝脏移植重点实验室；医学影像学专业被江苏省教育厅遴选为江苏省高等学校特色专业建设点；内科学、外科学、儿科学、皮肤病与性病学被遴选为"十一五"期间江苏省重点学科。1 个实验室被评为国家卫计委（当时称为卫生部）重点实验室；申报国家卫计委（当时称为卫生部）专科医师培训基地 17 个专业全部通过评审；内科学、外科学、皮肤病与性病学和儿科学成为"十一五"江苏省重点学科。亚太首个"磁导航心血管介入系统培训中心"和国内领先、省内首家江苏腔镜外科技术培训基地落户医院；肝病外科、肝胆疾病临床医学中心、心血管临床医学中心入选江苏省临床医学中心（高技术平台）；9 名医师入选江苏省医学领军人才，1 名医师入选中医药领军人才。

2. 2007 年度部分成果

2007 年全年开放床位数为 2127 张，同比增长 14%；诊疗人次达 262.6 万人次，同比增长 9.4%；出院人次为 5.13 万人次，同比增长 11.3%；手术总人次为 3.21 万人次，同比增长 11.1%；平均住院日 13.6 天，同比增加 0.2 天；全年总收入为 12.93 亿元，比 2006 年同期的 10.12 亿元增长 27.77%。全年组织的全院会诊有 200 余例次，抢救各类危重患者 2600 人次，成功率达 91.7%，其中 ICU 抢救危重患者 892 人次，成功率达 92%，居国内领先水平。全年开展甲类手术 4800 余台，约占手术总人次的 15%。胸外科开展各类大手术 1500 余台，其中心脏手术 600 余台，总手术量连续几年位居全省第一；普外科、泌尿科等开展各类微创手术 3000 余台，创历史新高。一些高难度手术如胰十二指肠切除术、甲状旁腺切除术、全膀胱切除加肠代膀胱术等均已通过微创术式开展，达到国内领先水平。毛发种植技术、卵子冷冻技术、干细胞移植技术以及肿瘤生物治疗技术等一批具有较高水平的新技术在医院全面应用。医院的心、肝、肾移植技术获得了国家技术准入资格，并积极争取肺移植的准入，构建了较高水平的能够开展所有大脏器移植的高技术平台。全年开展心脏移植 2 例，肝脏移植 36 例（其中活体肝移植 20 例），肾脏移植 37 例（其中亲属肾移植 15 例），造血干细胞移植 35 例，肺移植 1 例，并取得较高存活率。

全年完成各类教学任务 7 万学时；授予博士学位 43 人，硕士学位 207 人。公派出国（境）留学 35 人，培训专科医师 14 人，完成国家级继续教育项目 50 个，完成省级继续教育项目 31 个。17 个专科经评审成为国家卫计委（当时称为卫生部）专科医师培训基地，6 个专科成为国家卫计委（当时称为卫生部）内镜诊疗技术培训基地，3 个专科成为国家卫计委（当时称为卫生部）临床药师培训基地。

全年新获各类科研项目 178 项，其中国家自然科学基金项目 26 项，国家科技支撑计划项目、国家 973 计划项目、国家 863 计划项目各 1 项；资助经费 2236 万元，学科、人才建设经费 1195 万元；新获各类科技奖项 28 项，其中中华医学科技奖二等奖 1 项、三等奖 3 项，江苏省科技进步奖二等奖 4 项、三等奖 2 项。发表论文 1196 篇，其中 SCI 收录论文 86 篇。内科学（心血管病）跃升为国家级重点学科，实现了医院和南京医科大学国家级重点学科零的突破和历史性跨越；心血管病科和肝病外科、肝胆疾病临床医学中心（高技术平台）入选江苏省十大临床医学中心。新获江苏省"科教兴卫工程"医学重点学科（实验室）10 个；江苏省临床医学中心（高技术平台）培育点 2 个，占全省医学重点学科的 1/2；江苏省医学领军人才 10 人，医学重点人才 31 人，分别占全省的 1/3 和 1/4；获得省"科教兴卫工程"经费资助 1.105 亿元。获批江苏省"333 高层次人才培养工程"首批中青年科技领军人才 6 人，第三层次中青年科学技术带头人 25 人。顺利通过国家食品药品监督管理局（CFDA）和国家卫计委（当时称为卫生部）药物临床试验机构及专业资格认定。

3. 2008 年度部分成果

2008 年全年开放床位数为 2200 张，诊疗人次达 280.15 万人次，同比增长 6.68%；出院人次为 5.39 万人次，同比增长 5.1%；手术总人次为 3.34 万人次，同比增长 4%；病床使用率 105.7%，同比增长 2.8 个百分点；平均住院日 13.3 天，同比减少 0.3 天。全年总收入为 14.5529 亿元。共完成全省其他医疗机构邀请会诊 1000 余次，全院性大会诊 200 余例次；抢救各类危重患者 2300 人次，成功率大于 90%，其中 ICU 抢救危重患者 665 人次，成功率大于 90%。心脏科开展各类介入手术 3300 余台；胸外科开展各类手术 1500 余台，外科开展各类微创手术 3000 余台，创历史新高，其中腹腔镜技术达到了国内较高水平；开展肺移植 2 例、心脏移植 2 例、肝脏移植 38 例、肾脏移植 57 例、造血干细胞移植 40 例，各类移植手术成功率不断提高。同时，江苏省急救医疗指挥中心于年底在医院启用；12 月 2 日，建筑面积达 3.8 万平方米的老年医学科新病房大楼完成搬迁，正式启用，共设床位 317 张。

全年完成各类教学任务 7 万学时；授予博士学位 40 人，硕士学位 254 人；公派出国（境）留学 38 人，培训专科医师 12 人。完成国家级继续教育项目 49 个，完成省级继续教育项目 32 个；临床医学获教育部、财政部批准，为第三批高等学校特色专业建设点，临床医学一级学科成为省一级重点学科；医学检验专业被江苏省教育厅遴选为江苏省高等学校特色专业建设点。

全年新获各类科研项目 188 项，其中国家科技重大项目 4 项，国家自然科学基金项目 28 项；获科研项目经费 2582.3 万元，学科建设专项经费 2501 万元；新获各类科技奖项 29 项，其中中华医学科技奖二等奖 1 项，江苏省科技进步奖一等奖 1 项，二等奖、三等奖各 2 项。发表论文 1164 篇，其中 SCI 收录论文 131 篇。获批江苏省"333 高层次人才培养工程"第二批中青年科技领军人才 1 人。

4. 2009 年度部分成果

2009 年全年开放床位数为 2171 张，诊疗人次达 293.4 万人次，同比增长 4.7%；出院人次为 6.22 万人次，同比增长 15.4%；手术总人次为 3.63 万人次，同比增长 8.7%；平均住院日 11.9 天，同比减少 1.4 天；全年总收入为 17.84 亿元。

全年完成各类教学任务 6.95 万学时；授予博士学位 40 人，硕士学位 451 人，公派出国（境）留学 40 人，培训专科医师 19 人。

全年新获各类科研项目 177 项，其中国家自然科学基金项目 45 项，国家科技重大专项（分项目）3 项；国家科技支撑计划项目、国家 973 计划（分项目）共 3 项，教育部新世纪人才项目、省级重大示范性项目共 2 项；获科研项目经费 3515 万元，学科、人才建设经费 1169 万元；新获各类科技奖项 31 项，其中中华医学科技奖三等奖 2 项，江苏省科技进步奖一等奖 1 项、二等奖 3 项、三等奖 2 项。发表论文 1317 篇，其中 SCI 收录论文 176 篇。"WHO 预防聋和听力减退合作中心"正式落户医院；江苏省科技厅和卫计委（当时称为卫生厅）批准医院成立"江苏省临床医学研究院"；"康复治疗学"专业获国家级第四批高等学校特色专业建设点；康复医学实验教学示范中心、医学影像学实验教学示范中心获评江苏省级实验教学示范中心建设点；获批江苏省"333 高层次人才培养工程"第二批中青年科学技术带头人 6 人。

11 月 26 日由医院全权负责管理的盛泽分院（江苏盛泽医院）隆重开业，总占地面积 205.9 亩，一期占地面积 103 亩，建筑面积 7.5 万平方米，按三级综合性医院设置床位 800 张，具有接待年门急诊人次 100

余万人次，年住院人次近 2 万人次，年手术量近万台的能力，是一所集医疗、教学、科研于一体的三级综合性公立医院。12 月 1 日医院西扩建设工程正式启动，工程总用地面积 12.53 公顷，总建筑面积 34.8 万平方米，其中新建 22.72 万平方米。新建门急诊病房综合楼 18.5 万平方米，新增床位 1500 张，手术台 30 张，设计日门诊人次为 10000人次。

5. 2010 年度部分成果

2010 年全年开放床位数为 2261 张，诊疗人次达 295.4 万人次，同比增长 0.68%；出院人次为 6.9 万人次，同比增长 10.93%；手术总人次为 4.08 万人次，同比增长 12.40%；平均住院日 11.2 天，同比减少 0.7 天；全年总收入为 20.65 亿元，同比增长 15.75%。

全年完成各类教学任务 7.16 万学时；授予博士学位 39 人，硕士学位 325 人，公派出国（境）留学 40 人，培训专科医师 41 人；完成国家级继续教育项目 60 个，完成省级继续教育项目 45 个；"临床医学专业学位与住院医师规范化培训'双轨合一'培养模式的改革与实践"获江苏省 2010 年度学术型、应用型、复合型研究生培养模式改革试点项目。新增设七年制临床病理以及影像医学与核医学两个专业方向，并于当年开始招生。医院临床医学一级学科成为江苏省高校优势学科中唯一的临床医学学科。

全年新获各类科研项目 179 项，其中国家自然科学基金项目 63 项，科技部"十二五"重大专项"呼吸病新药临床评价研究技术平台"1项；获科研项目经费 4710 万元，学科、人才建设经费 2290 万元；新获各类科技奖项 28 项，其中中华医学科技奖三等奖 2 项，江苏省科技进步奖二等奖 1 项、三等奖 4 项。发表论文 1494 篇，其中 SCI 收录论文218 篇。内镜技术培训基地获评国际外科学院（ICS）中国（南京）内镜技术培训基地。在江苏省卫计委（当时称为卫生厅）首批建设的十个省级专科（病）诊疗中心中，"江苏省心律失常疾病诊疗中心"、"江苏省肝脏移植中心"、"江苏省生殖健康与不孕症诊疗中心"和"江苏省康复医疗中心"落户医院。医院开展的血液净化技术首批获得了江苏省卫计委（当时称为卫生厅）技术准入，并成为血液净化技术省级培训基地。病理科、心胸外科与营养科成为省病理科、省心胸外科与省临床营养科医疗质量控制中心挂靠单位。康复科主任励建安教授被国际物理医学与康复医学学会（ISPRM）任命为该组织的国际灾难救助委员会主席。

全年共抢救各类危重患者 17957 人次，抢救成功率达 98.4%；开展四级手术 11848 台，同比增长 18.13%，四级手术率达 34.23%。全年完成各类胸心外科手术 2016 台、移植手术 112 例、微创手术 7000 余台、心脏介入手术 4000 余台、放射介入手术 2000 余台、胃肠镜诊治 32700 余例，均较 2009 年显著增加。医院引进的小儿胸心外科手术团队，已开展儿童心脏外科手术 60 余例，均获得成功，填补了医院在儿童心脏外科方面的空白。新增新生儿 ICU、产科 ICU、普外科 ICU 床位 41 张，有力提升了危重症患者的救治水平。

医院在复杂心脏和大血管疾病的手术及综合性治疗、消化系统疾病的内镜诊断与治疗、肿瘤的综合治疗以及老年性疾病的诊治等方面已具有较强的专科整体实力。在房颤和室性心律失常的诊治、胰腺癌的早期诊断与治疗、慢性淋巴细胞性白血病的诊治、大器官移植技术、多器官功能衰竭的救治、腔镜微创技术以及辅助生育技术等方面已确立了明显的特色技术优势，走在全国的前列。2010 年开展临床诊疗新技术新项目 68 项，其中动脉优先入路在胰头癌行胰十二指肠切除术中的应用、保留性神经的腹膜外腹腔镜下腹膜后淋巴结清扫术、血管重建技术在肝脏移植中的应用、缺血性心脏病的介入及综合治疗、经支气管镜的气道及肺部疾病的介入治疗等技术也领先一步。消化内科、妇科（妇科+生殖医学科）、医学检验科、临床护理学成功获批，成为国家首批临床重点专科，心律失常中心、肝脏移植中心、康复医学中心、生殖健康与不孕症中心获批成为江苏省首批专科（病）诊疗中心。由中美专家共同合作，世界首例植入"膈神经刺激器"手术在医院获得成功。

6. 小结

在 2006～2010 年的 5 年间，医院在医疗技术和医疗服务水平方面取得了跨越式发展。在医疗服务方面，医疗指标节节攀升，服务能力不断提高。开放床位数每年稳定增加，2010 年达到 2261 张，较"十五"期末增长 25%（见图 1-7）；诊疗人次、出院人次和手术总人次逐年增加，2006～2010 年，诊疗人次、出院人次和手术总人次累计分别达到 1371.54 万人次、28.25 万人次、17.15 万人次（见图 1-8、图 1-9），较"十五"期间分别增长 65.82%、83.94%、100.79%；平均住院日、术前住院天数较"十五"期末分别下降了 2.4 天和 1.2 天。职工数由 2006 年的 2807 人逐年递增至 2010 年的 3345 人。临床技术不断突破，诊疗水平持续提升。共开展四级手术 33864 例，较"十五"期间增长 72.76%；救治各类疑难危重急症患者 34920 人次，抢救成功率达 98.2%；低体重新生儿抢救成功率达 97%；出入院诊断符合率、临床与病理诊断符合率、手术前后诊断符合率以及甲级病案率都在 99% 以上，诊治水平得到全面提升。在心肺疾病诊治、器官移植、肿瘤诊治、辅助生殖、康复治疗、微创手术等领域形成显著特色。在原有 25 个省级临床重点专科基础上，妇科、消化科、检验科、临床护理学进入首批国家临床重点专科行列，心律失常中心、肝脏移植中心、生殖健康与不孕症中心、康复医学中心成为江苏省首批专科（病）诊疗中心。开展临床新技术项目 236 项，其中胰腺癌的诊治与早期诊断、淋巴系统肿瘤诊断等技术达到国内领先水平，罕见难治性心律失常的导管消融、活体肝移植治疗 Wilson's 病、腹腔镜下肾段动脉阻断部分肾切除等技术达到国际先进水平。

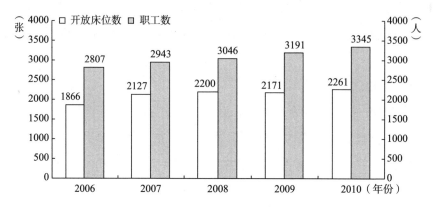

图1-7 "十一五"期间开放床位数及职工数

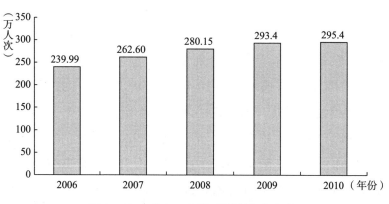

图1-8 "十一五"期间诊疗人次

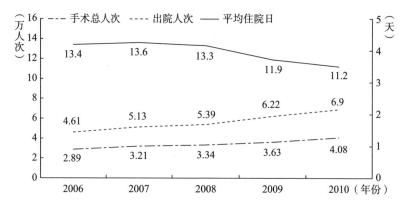

图1-9 "十一五"期间手术总人次、出院人次及平均住院日

在医学教育方面，经过"十一五"期间的建设，共培养了硕士研究生 1410 人、博士研究生 212 人（见图 1 – 10）；完成了国家级和省级继续教育项目共 425 个；出版 10 部国家"十一五"规划教材，其中 3 部入选江苏省高等学校精品教材。本科生一次性就业率为 95% 以上；全国执业医师考试通过率高于全国平均水平 20 个百分点。

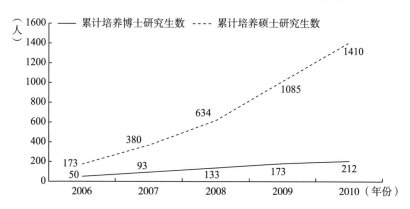

图 1 – 10　"十一五"期间累计培养博士研究生、硕士研究生情况

在学科建设方面，心血管内科学被教育部评为国家重点学科，"临床医学"一级学科、外科学、心血管病学三个学科被遴选为中央与地方共建学科，"临床医学"一级学科被确定为江苏省重点学科，内科学、外科学、皮肤病与性病学、儿科学被评为省重点学科；有 2 个国家级特色专业建设点、5 个中央与地方共建教学实验室和 4 个江苏省高校实验教学示范中心。在江苏省"科教兴卫工程"建设中获批 2 个省临床医学中心、17 个省医学重点学科（实验室）。以心血管病、呼吸病、器官移植、不孕不育与妇儿保健、肿瘤 5 个学科方向申报江苏省高校优势学科获得成功，成为江苏省高校唯一的临床优势学科。

在科技工作方面，医院承担的各类科研项目数稳步提升，共计 885 项，其中国家 863 计划、国家 973 计划科技重大专项 11 项，国家自然科学基金项目 174 项（见图 1 – 11），分别是"十五"期间的 5.5 倍和 4.8 倍。"十一五"期间共发表论文 6177 篇（见图 1 – 12），是"十五"

期间的 1.4 倍，在全国医疗机构论文排行榜中排第 7 ~ 19 位。其中，SCI 收录论文 663 篇，是"十五"期间的 3.4 倍，在全国医疗机构论文排行榜中排第 8 ~ 15 位。科研综合实力已跻身全国第一方阵。"十一五"期间共获得各类科技奖项 154 项，其中中华医学科技奖二等奖 3

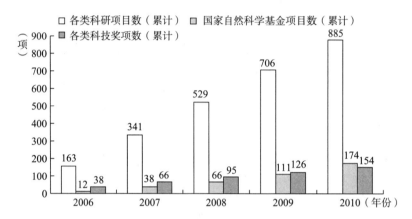

图 1-11 "十一五"期间科研项目数、国家自然科学基金
项目数、各类科技奖项数

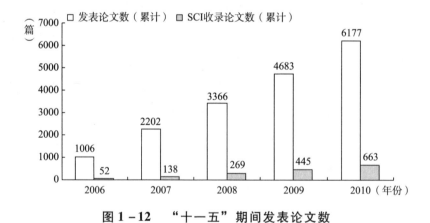

图 1-12 "十一五"期间发表论文数

项，省科技进步奖一等奖 3 项、二等奖 11 项。活体肝移植治疗 Wilson's 病、靶向 SUR2/Kir6. X 防治肺动脉高压、实体肿瘤射频原位灭活治疗、罕见心律失常的导管消融治疗等研究处于国内领先地位，在国际上也有一定影响。科学研究的开展，培育了一批新型的诊断和治疗技术，培

养了一支富有创新意识的人才队伍,现有省"科教兴卫工程"领军人才10人,重点人才32人,中华医学会专科分会常委以上20人,江苏省医学会各专科分会主委、副主委共52人。

通过"十一五"期间的发展,医院逐渐发展壮大为江苏省内规模最大,集医疗、教学、科研、公益四项中心职能于一体的三级甲等综合性医院,在医疗救助方面发挥主力军的作用,逐渐成为与江苏社会经济发展基本相匹配的医疗中心。

二 2011~2015年的挑战、形势与发展成果

(一) 医院发展面临的挑战

首先,与政府、人民群众的需求相比,仍然存在明显不足。作为江苏省医疗事业的主力军,医院提供的医疗服务在数量和质量上虽然不断提升,但仍然难以满足人们对健康的需求。作为江苏省内规模最大的公立医院,仍然存在部分专科和临床技术水平相对薄弱的问题。

其次,与国内一流医院相比,还存在一定的差距。虽然医院综合实力在不断增强,但和全国顶尖综合性医院等相比,医院在医疗服务、科研、教学等多方面都存在一定的差距。

最后,在国内或国际上有影响力的标志性学科、标志性人才、标志性技术和标志性成果还不多。虽然医院具有相当数量的省级重点学科、重点人才,多项省内首创技术、首次应用技术以及省级科技奖项,但是国家级重点学科、重点人才以及国内首创技术、科技奖项数量相对较少,影响力有待进一步提升。

(二) 医院发展面临的形势

首先,发展的宏观环境更加有利。国家对医疗卫生服务高度重视,把发展医疗卫生事业和提高人民健康水平作为新时期的一项重大任务。近年来经济的发展也为卫生事业发展提供了良好的物质条件。人们对

医疗保健多层次、多样化的需求也为卫生事业发展提供了更加广阔的空间。虽然发展具备更加良好的外部环境和机遇，但同时也提出了更高的要求。

其次，科技进步对医院的发展提出了新的课题。医学科学技术的迅猛发展，卫生领域新技术、新项目、新设备不断涌现，卫生科技及健康产业的创新能力不断提高。卫生科技的进步为治疗各种疾病提供了新思路、新方法，将先进、成熟的技术应用到合适的医疗保健工作中能够更好地造福人民群众。因此，这也对科研方面提出了新的要求。

最后，保障和提高人民群众健康水平的任务更加繁重。随着工业化、城市化进程的推进，人们的生活方式发生了巨大变化。一方面，传染病的危害依然严重，慢性非传染病不断增多，人口老龄化、肿瘤年轻化等现象层出不穷，给人们的健康带来了严峻挑战；另一方面，人们对健康的期望和对医疗卫生服务的需求不断提高，不仅仅是看得上病，还要看好病、看得起病；不仅要求能治愈疾病，还希望能够无病可早防，慢病有管理。就医院而言，新的时期同样充满了机遇与挑战。

（三）医院在该时期的发展方向

"十二五"时期，医院提出了新的战略目标：力争将医院建成引领江苏、辐射周边、在全国有重要地位、在国际上有一定影响的区域医学中心；将医院建设成为适应群众需求的高水平健康服务中心，适应医疗卫生事业发展的高水平临床型人才培养中心，适应临床医学现代发展方向的高水平科技成果研发转化中心。力争到"十二五"期末全面实现省委、省政府提出的技术一流、设施一流、服务一流、环境一流和管理一流的要求；总体规模和综合实力进入全国医疗机构前列。医院于2011年制定了规划，并对有关任务做出了具体要求。

在医疗护理方面，提高常见病、多发病和重点疾病的诊疗水平，出入院诊断符合率、入院三日确诊率、术前术后诊断符合率、平均住院日等指标要达到国内同级医院先进水平。提升医院急诊、急救的救治水平；支持发展临床诊疗新技术。在做好现有国家临床重点专科和省级专科（病）诊疗中心建设的基础上，争取新增 5～8 个国家临床重点专科，打造一批优势专科群。增加诊间数量，进一步提升专家门诊比例；不断扩展门诊一站式服务中心服务功能。利用信息化手段提高预约挂号比例、加强分诊叫号管理、逐步实行门诊诊疗无纸化。加强护理学科建设，发展专科护理，培养护理技术骨干。依托"江苏省急救医疗指挥中心"和"江苏省化学中毒救治基地"平台，提升应急能力和急救水平，承担好院前、院中急救和突发事件医疗救治任务。继续参与和组织各类社会慈善活动，进一步做好"复明 3 号""心蕊"工程等慈善项目，努力打造慈善活动品牌。

在教育教学方面，建立一支结构合理的优良师资队伍，争取到2015 年，临床教师达到 1000 人，具有博士学位的教师占临床教师队伍的 40% 以上。推进教学改革，争取 10～15 项省级教学改革立项课题、1～2 项国家级教学研究课题，在此基础上力争取得国家级或省级教学成果奖 2～3 项。打造精品教育课程，争取临床型研究生的比例提高到60% 左右，增加临床医学博士后科研流动站在站博士后人数。在临床医学、康复医学国家级特色专业建设点基础上，争取再建设 1～2 个国家级特色专业和 1～2 个省级品牌、特色专业。积极推进临床医学基础实验教学示范中心等 4 个省级示范中心及 6 个中央与地方共建实验室的建设，争创国家级临床教学示范基地。建设 5 门以上省级精品课程、1 门国家级精品课程和 1 门国家级双语教学示范课程。加强在职医务人员继续医学教育，继续保持教育覆盖率和学分合格率双 100% 的成绩。积极申报"国家住院医师规范化培训示范基地""国家医师培训中心""国家级继续医学教育基地"，加强国家卫计委（当时称为卫生部）内镜诊疗技术培训基地、心血管疾病介入诊疗培训基地、人类辅助生殖技术培训基地、临床药师培训基地的建设，争取成为国家级示范基地，打造临床应用型人才培训品牌。

在科研方面，整合现有研究资源，再建若干个研究所、技术平台和公共支撑平台，力争2~4个实验室能够进入国家级和部级重点实验室行列。建成"临床医学"国家一级重点学科。主持国家973计划、国家863计划、国家科技支撑计划和国家科技重大项目5项以上；主持国家自然科学基金重大、重点项目3~5项，面上项目和青年基金项目300项以上。获得国家级科技奖项1~2项，部省级科技奖项一等奖3项以上；申报30个左右国内、国际专利。发表SCI收录论文800篇以上，保持论文总数和SCI收录论文在全国医疗机构论文排行榜中排前10。根据学科发展和人才规划，加大人才引进和培养力度，力争在"十二五"期间引进或培养院士或院士后备人选1~2名，"千人计划"国家特聘专家1~2名，"长江学者"特聘教授1~2名，在国内具有重要影响力的学科带头人3~5名，国家杰出青年基金获得者1~2名，力争培养教育部创新团队1~2个，在新一轮江苏省医学创新团队、重点人才申报中取得好成绩。

在基础建设方面，完成西扩工程相关建设项目，后勤保障综合楼于2011年上半年启用。新门急诊病房综合楼于2011年上半年全面动工，2014年竣工并交付使用。科教综合楼于2014年下半年全面动工，2015年主体工程完工。完成或实现全院旧有建筑的出新改造，医疗办公设施条件的更新改善，一体化"人防、技防、设施防"消防安保体系的建设，院内停车和交通的科学管理，标识导向系统的整合优化以及院内、科（处）室内部环境整治、美化等工作。

（四）该时期医院取得的部分成果

1. 2011年度部分成果

2011年全年开放床位数为2266张；诊疗人次达310万人次，同比增长4.9%；出院人次为7.7万人次，同比增长11.6%；手术总人次为4.36万人次，同比增长6.9%；平均住院日10.4天，同比减少0.8天；全年总收入为24.01亿元。全年危重症患者抢救成功率达到98.8%，其中 Debakey I 型主动脉夹层和新型布尼亚病毒感染重症患者成功救治，荣获医院重大抢救一等奖；四级手术率持续提升，达到 38%。"腹腔镜下肾段动脉阻断肾部分切除术"和"骨质疏松性脊柱压缩骨折的微创手术治疗"等 18 项技术获得江苏省卫计委（当时称为卫生厅）新技术引进奖；10 项二类、三类医疗技术通过江苏省医院协会审核。优质护理内涵质量得到显著提升，引进应用 FIM、静脉血栓危险性等 11 个评估工具；实施可操作性、指导性较强的临床护理路径 12 个；开展护理新技术 40 项。9 月 18 日，"左涤江放疗中心"正式启用。后勤保障综合楼顺利完工并投入使用。

全年完成各类教学任务 7.45 万学时，授予博士学位 53 人，硕士学位 323 人，公派出国（境）留学 54 人，培训专科医师 35 人。完成国家级继续教育项目 62 个，完成省级继续教育项目 40 个。普通外科、泌尿外科专科医师培训基地分别通过英国爱丁堡皇家外科学院与香港外科医学院的联合认证。特种医学和护理学新获一级学科博士学位授权点。在"科教兴卫工程"二期建设中获得 3 个临床医学中心、11 个医学重点学科（重点实验室），4 个学科成为医学重点学科（重点实验室）联合共建学科。取得 8 人入选江苏省医学领军人才与创新团队、53 人入选医学重点人才的全省第一的好成绩。肝脏外科主任王学浩教授当选中国工程院院士，成为江苏省医卫界自主培养的第一个院士。

全年新获各类科研项目 143 项，其中国家自然科学基金项目 81 项，国家科技重大项目 2 项、国家科技支撑计划项目 2 项、国家"千人计划"青年项目 1 项；获科研项目经费 5980 万元，学科、人才建设经费 4170 万元；新获各类科技奖项 29 项，其中江苏省科技进步奖一等奖、二等奖、三等奖各 1 项，中华医学科技奖三等奖 1 项，中华护理科技奖三等奖 1 项，华夏医学科技奖三等奖 2 项，教育部科技奖二等奖 1 项，江苏省医学科技奖一等奖 1 项。发表论文 1492 篇，其中 SCI 收录论文 251 篇。国家卫计委（当时称为卫生部）确定医院消化内科、妇科、检验科、临床护理专业为国家重点专科建设项目；心血管内科、血液内科、内分泌科和职业病科为国家临床重点专科建设项目。"生殖医学国家重点实验室"立项建设获得科技部正式批准。由医院牵头申报的特种医学、协助申报的护理学被国务院学位委员会批准为一级学科博士、硕士学位授权点。

2. 2012 年度部分成果

2012 年全年开放床位数为 2316 张；诊疗人次达 337.6 万人次，同比增长 8.9%；出院人次为 8.7 万人次，同比增长 13.0%；手术总人次为 5.02 万人次，同比增长 15.14%；平均住院日 9.8 天，同比减少 0.6 天；全年总收入为 29.62 亿元。新获呼吸内科、普通外科、泌尿外科和肝移植重点实验室 4 个国家临床重点专科建设单位，总数已达 12 个，居省内首位。肿瘤科成为首批国家卫计委（当时称为卫生部）癌痛规范化治疗示范病房，泌尿外科及乳腺疾病中心入选江苏省诊疗中心，检验学部顺利通过 ISO15189 现场评审，病理科成为全国 18 家省级病理远程会诊中心之一。新获全国优质护理示范病房 1 个。

全年完成各类教学任务 7.4 万学时；授予博士学位 77 人，硕士学位 342 人，公派出国（境）留学 55 人，培训专科医师 29 人，完成国家级继续教育项目 67 个，完成省级继续教育项目 35 个；获得国家卫计委（当时称为卫生部）继续教育基地建设经费 1230 万元，江苏省卫计委（当时称为卫生厅）专项培训项目经费 121 万元。"特种医学"一级学科被批准设立医院第二个博士后科研流动站，"特种医学"和"护理学"获批成为江苏省"十二五"一级重点学科。

全年新获各类科研项目 119 项，其中国家科技支撑计划项目 1 项，国家自然科学基金项目 80 项（包括杰出青年基金项目、重点项目、优秀青年基金项目各 1 项）；获科研项目经费 1.35 亿元，学科、人才建设经费 2970 万元；新获各类科技奖项 33 项，其中教育部科技奖二等奖 1 项，中华医学科技奖二等奖 1 项，中国医院协会医院科技创新奖三等奖

1 项。发表论文 1313 篇，其中 SCI 收录论文 361 篇。1 人当选国际物理医学与康复医学学会候任主席、中华医学会物理医学与康复学分会候任主任委员，1 人当选国际外科学院中国部主席。1 人入围财政部全国会计领军人才培养项目（行政事业类四期），1 人获省"特聘教授"称号和国家自然科学基金杰出青年基金的资助，2 人获批江苏省"双创人才"，1 人获批江苏省卫计委（当时称为卫生厅）"特聘医学专家"。成功申报并获批 5 个省临床医学研究中心、4 个重点病种规范化诊治项目和 1 个关键诊疗技术项目。新建肝脏外科研究所等一批新的研究机构。此外，还召开医院工作会议，制定了《人才与科技"十二五"及中长期（2012—2020 年）发展规划》。

妇幼分院三号楼正式启用，增设床位 119 张。11 月 21 日扩建一期新建住院综合楼工程立项，并被列为江苏省社会事业重点项目。建成后分院床位总数达到 900 张，总建筑面积达到 77950 平方米。12 月 27 日成功挂牌"三级甲等妇幼保健院"。

3. 2013 年度部分成果

2013 年全年开放床位数为 2743 张；诊疗人次达 343.9 万人次，同比增长 1.87%；出院人次为 9.4 万人次，同比增长 8.05%；手术总人次为 5.3 万人次，同比增长 5.58%，平均住院日 9.4 天，同比减少 0.4 天；全年总收入为 32.77 亿元。

全年完成各类教学任务 7.4 万学时；授予博士学位 92 人，硕士学位 419 人，公派出国（境）留学 53 人，培训专科医师 39 人。完成国家级继续教育项目 71 个，完成省级继续教育项目 40 个，获得江苏省卫计委专项培训项目经费 85 万元。3 人入选"首批优秀青年支持计划"、7 人入选"中青年教师支持计划"。获全国"医学院校青年教师教学基本功比赛"三等奖 1 项。

全年新获各类科研项目 161 项，其中科技部重大科技专项和国家科技支撑计划 3 项、国家自然科学基金项目 77 项；获科研项目经费 6893

万元，学科、人才建设经费 8940 万元；新获各类科技奖项 24 项，其中教育部科技奖一等奖、江苏省科技进步奖一等奖、中华护理科技奖一等奖各 1 项。发表论文 948 篇，其中 SCI 收录论文 423 篇。1 人荣膺教育部"长江学者特聘教授"，1 个团队获批成为江苏省"创新团队"，实现了这两个人才建设项目零的突破；临床技能综合培训中心被教育部遴选为国家级大学生校外实践教育基地。新增江苏省第四期"333 高层次人才培养工程"第二层次培养对象 11 人、第三层次培养对象 41 人。Ⅰ 期实验室通过了 ISO/IEC17025 认证，同位素标记的关键技术首次人体试验填补了国内空白。在全国综合性医院中率先通过国际科学与伦理最高标准的 AAHRPP 认证。新增老年医学科、器官移植科、康复医学科、病理科、产科和急诊医学科 6 个国家临床重点专科建设单位，总数已达 18 个，在全国省属医疗机构中居于首位。新获 12 项江苏省卫计委新技术引进奖，参加国家卫计委和江苏省卫计委二类技术复核的 10 余项技术全部通过。内科学（心血管病）特色重点学科获中央财政支持地方高校发展专项资金二期项目资助，共获专项资金 1050 万元。江苏省科学技术厅批准医院成立江苏省心血管病、呼吸病、普通外科（肝脏、胰腺、乳腺）疾病、肿瘤转化和生殖障碍及子代缺陷临床医学研究中心。

全年派出医疗队员 20 批次 93 人次，诊治门急诊患者 4312 人次、住院患者 1430 人次，主持或参加疑难病例讨论 220 次，开展手术 104 台、新技术项目 116 项、讲座 130 次；成立"江苏省人民医院战略合作医院联盟"。急诊中心顺利通过江苏省卫计委考核验收，成为省级综合性紧急医学救援基地和省级中毒医疗救治基地。

4. 2014 年度部分成果

2014 年全年开放床位数为 2904 张；诊疗人次达 371.6 万人次，同比增长 8.05%；出院人次为 11.2 万人次，同比增长 19.15%；手术总人次为 6.0 万人次，同比增长 13.21%；平均住院日 9.2 天，同比减少 0.2 天；全年总收入为 39.67 亿元。

全年完成各类教学任务 7.33 万学时；授予博士学位 99 人，硕士学位 416 人，公派出国（境）留学 51 人，培训专科医师 45 人。完成国家级继续教育项目 87 个，完成省级继续教育项目 35 个。获得国家卫计委继续教育基地建设经费 700 万元，江苏省卫计委各类医师培训项目经费 55 万元。不断完善"5 + 3 + X"人才培养体系，成为首批国家级住院医师规范化培训基地，荣获"全国职工教育培训优秀示范点"称号。腹腔镜培训中心顺利通过英国爱丁堡皇家外科学院认证。

全年新获各类科研项目 156 项，其中科技部国际科技合作专项和国家"863"青年科学家专项各 1 项，国家自然科学基金重点、重大和面上项目 71 项；获科研项目经费 1.27 亿元，学科、人才建设经费 2740 万元；新获各类科技奖项 25 项，其中国家技术发明二等奖 1 项，这是医院历史上又一重大突破，同时新获江苏省科技进步奖二等奖、三等奖各 1 项，教育部科技奖二等奖 2 项，中华医学科技奖二等奖、三等奖各 1 项。发表论文 1517 篇，其中 SCI 收录论文 455 篇。临床技能培训中心的腔镜培训中心及其开展的结直肠术式课程通过英国爱丁堡皇家外科学院培训中心和课程体系认证，成为国内第三家获此殊荣的医院。临床医学一级学科顺利通过江苏高校优势学科建设工程一期建设工程项目验收，并晋升为 A 类项目，入选二期建设工程项目，获专项经费 4000 万元。2 人入选国家卫计委第一批卫生经济管理"335"工程项目领军人才。成功申报并启动江苏省临床医学研究中心支撑体系建设项目。通过 AAHRPP 认证和国家中医药管理局"临床研究伦理审查平台"认证。康复医学中心顺利获得国际康复机构质量认证委员会 CARF 最高级别（三年期）认证。励建安教授正式接受担任国际物理医学与康复医学学会主席的提议，并当选美国国家医学院外籍院士。医院成为中国医院协会中国医院文化专业委员会主委单位。

全年派出医疗队员 16 批次 128 人次开展对口支基，诊治门急诊患者 5794 人次、住院患者 1430 人次，主持或参加疑难病例讨论 285 次，开展手术 126 台、新技术项目 152 项、讲座 160 次；选派 3 名医师支援新疆伊犁哈萨克自治州友谊医院；新增战略合作医院 2 家、技术支持医院 4 家，又与省内 13 家三甲综合性医院建立远程会诊制度。

5. 2015 年度部分成果

2015 年全年开放床位数为 3003 张；诊疗人次达 388.2 万人次，同比增长 4.47%；出院人次为 12.26 万人次，同比增长 9.46%；手术总人次为 6.5 万人次，同比增长 8.33%；平均住院日 9.5 天，同比增加 0.3 天；全年总收入为 45.02 亿元。

全年完成各类教学任务 8.2 万学时；授予博士学位 142 人，硕士学位 398 人，公派出国（境）留学 50 人，培训专科医师 75 人。完成国家级继续教育项目 82 个，完成省级继续教育项目 30 个。获得国家卫计委专项补助 966 万元，江苏省卫计委专项培训项目经费 49 万元。临床医学专业被江苏省教育厅遴选为江苏高校品牌专业建设工程。"江苏省临床医学教育研究所"获得批准并建立。第一临床医学院康复医学系经批准独立设置为康复医学院。成功举办了首次美国心脏协会（AHA）生命支持培训班，并获得美国心脏协会生命支持课程体系认证，成为 AHA 临床技能培训中心。

全年新获各类科研项目 178 项，其中国家自然科学基金项目 81 项；获科研项目经费 7742 万元，学科建设经费 2693 万元；新获各类科技奖项 36 项，其中中华医学科技奖二等奖、三等奖各 1 项，中华护理科技奖二等奖 1 项、三等奖 2 项，江苏省科技进步奖一等奖、二等奖各 1 项。发表论文 1565 篇，其中 SCI 收录论文 520 篇。医院当选中国 GCP 联盟伦理委员会首届主任委员单位；普外科胰腺顺利通过英国爱丁堡皇家外科学院（RCS）高级胰腺手术观摩班课程认证。"室间隔缺损介入治疗新器械新技术及其临床应用"项目荣获"2014 年度国家技术发明二等奖"，这是我国唯一具有自主知识产权并出口到国外的封堵器系统。肝移植中心王学浩院士团队成功开展了国际首例活体肝移植后的

"自身调节性细胞免疫诱导治疗"。2 人入选"2015 年国家百千万人才工程"并被授予"有突出贡献中青年专家"称号。2 人入选国家卫计委第二批卫生经济管理"335"工程项目领军人才。

6. 小结

在 2010～2015 年的 5 年内，医院依托国家临床重点专科创建，服务能力不断提高。经历了"十二五"规划的五年发展，医院保持良好的发展态势。在医疗服务方面，床位数逐年增加，从 2011 年的 2266 张增加至 2015 年的 3003 张，突破 3000 张大关，床位数增幅达到 32.52%（见图 1－13）。诊疗人次从 2011 年的 310 万人次增加至 2015 年的 388.2 万人次，增长 25.23%（见图 1－14）。出院人次和手术总人次分别从 2011 年的 7.7 万人次和 4.36 万人次增加到 2015 年的 12.26 万人次和 6.5 万人次，出院人次和手术总人次增幅分别高达 59.22% 和 49.08%。平均住院日随着医疗水平的提升逐年下降，从 2011 年的 10.4 天下降至 2015 年的 9.5 天，下降 0.9 天（见图 1－15）。职工队伍逐步壮大，职工数从 2011 年的 3466 人增加至 2015 年的 4606 人，人数增幅达到 32.89%。职工人均诊疗人次和床均产出均位居江苏省首位。共开展四级手术 96462 例，四级手术率为 42.92%，分别较"十一五"期间增长 184.85% 和提高 14.98 个百分点；出入院诊断符合率、临床与病理诊断符合率、手术前后诊断符合率以及甲级病案率均在 99% 以上。投入 1000 多万元支持临床技术创新，共发展临床诊疗新技术项目 317 项，其中"室间隔缺损介入治疗""泌尿系统肿瘤诊疗技术""高血压的发病机理及遗传学临床应用"等创新性技术已达国际先进水平。在全国率先实现优质护理全覆盖，获国家级优质护理服务考核优秀医院和省级优质护理服务先进单位荣誉称号各 2 次。建立了符合医院实际、覆盖医疗运行全过程的高效常态、智能化、信息化的医疗质量管理体系。康复医学中心、检验学部、临床药理实验室、司法鉴定所分别通过了 CARF、ISO15189、ISO17025 和 CNAS 认证。

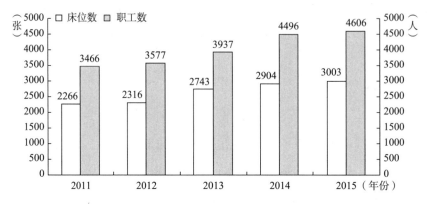

图 1-13 "十二五"期间开放床位数及职工数

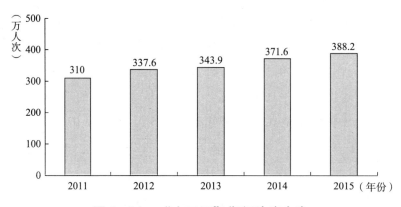

图 1-14 "十二五"期间诊疗人次

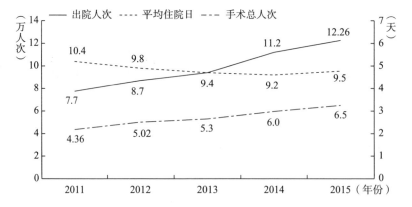

图 1-15 "十二五"期间出院人次、手术总人次及平均住院日

　　在教育教学方面，共培养本科生 2145 人、七年制学生 1181 人、硕士 1898 人、博士 463 人（见图 1 - 16）。公派出国（境）留学 263 人次，参加国际学术性会议 571 次。创新开展专业学位研究生教育与住院医师规范化培训"双向接轨"的培养模式，专业学位硕士研究生"四证"获得率达 71%。获得国家级专业综合改革建设项目 1 项、教育部高等学校特色专业建设点 2 个（临床医学、康复治疗学）、省级以上教育教学研究课题 22 项、江苏省高等学校特色专业建设点 2 个（医学影像、医学检验），临床医学先后被遴选为江苏省"高等学校临床医学类重点专业"以及"江苏高校品牌专业"建设工程项目。一级学科博士/硕士学位授权点 3 个（临床医学、特种医学、护理学）；博士后科研流动站 2 个（临床医学和特种医学）。普通外科、泌尿外科专科医师培训基地通过英国爱丁堡皇家外科学院与香港外科医学院联合认证，有专项技术培训基地 11 个；临床技能培训中心通过美国心脏协会生命支持课程体系认证，内镜诊疗技术培训基地和结直肠术式课程通过英国爱丁堡皇家外科学院认证。内镜诊疗、人类辅助生殖等 6 个国家卫计委专项技术培训基地累计培训学员 1.6 万余人次。学科整体实力快速攀升，临床医学进入 ESI 全球排名前 1%，"江苏高校优势学科"临床医学一期建设工程晋升为 A 类项目，进入二期建设，特种医学一级学科被遴选为江苏省"十二五"重点学科。

　　在项目建设上，医院有国家重点学科 1 个（心血管病学）。国家临床重点专科自 2010 年开始评选后，专科数目逐年递增，自 2010 年消化内科、妇科、检验科、临床护理学被评为首批国家临床重点专科项目后，2011 年国家临床重点专科建设项目新添 4 项（心血管内科、血液内科、内分泌科和职业病科），2012 年该数目增加至 12 项（新增呼吸内科、普外科、泌尿外科和肝移植实验室等），2013 年再新增 6 项国家临床重点专科建设项目（老年医学科、康复医学科、器官移植科、急诊医学科、病理科、产科），共计 18 项国家临床重点专科建设项目（见图 1 -

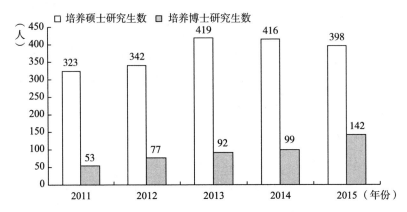

图1-16　"十二五"期间培养博士研究生和硕士研究生情况

17），一跃成为江苏省首位，在全国非部办医院范围内同样位居前列（见图1-18）。江苏省高校优势学科1个（临床医学），省重点学科2个（特种医学和护理学），省"国家重点学科"培育建设点1个（内科学）。"十二五"期间江苏省医学重点学科（实验室）比较如图1-19所示。"十二五"期间江苏省临床医学中心（创新平台）5个（见图1-20），总数位居全省第一（江苏省共计16个，占全省的31.25%）；省"科教兴卫工程"临床医学中心3个，总数位居全省第一（江苏省共计12个，占全省的25%）。"十二五"期间江苏省医学重点人才比较见图1-21。

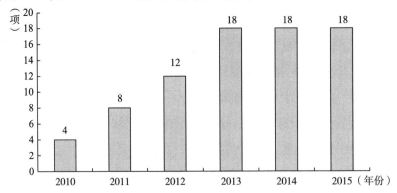

图1-17　2010～2015年江苏省人民医院国家临床重点专科建设项目数

注：2014年后国家临床重点专科未再进行评审。

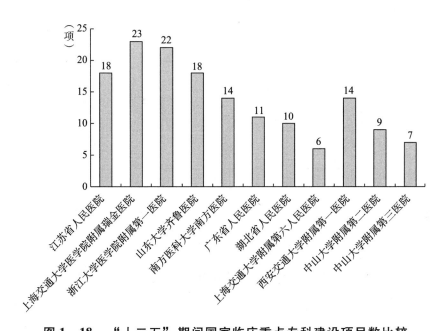

图 1-18 "十二五"期间国家临床重点专科建设项目数比较

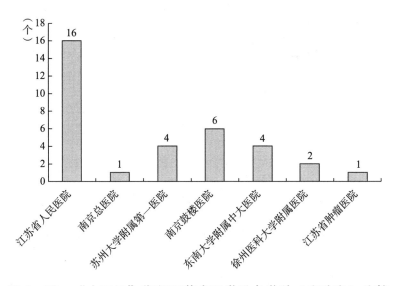

图 1-19 "十二五"期间江苏省医学重点学科(实验室)比较

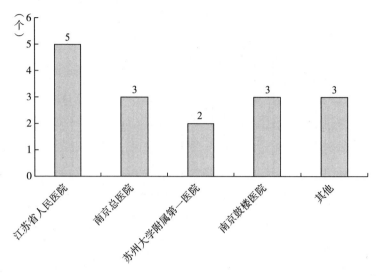

图 1-20　"十二五"期间江苏省临床医学中心（创新平台）比较

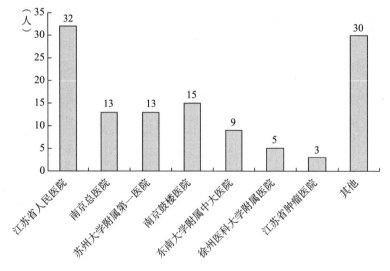

图 1-21　"十二五"期间江苏省医学重点人才比较

在科研方面，江苏省临床医学研究院依托医院建立，设有心肺疾病、肿瘤、器官移植与免疫、变态反应与过敏性疾病、肝脏外科 5 个研究所和干细胞及组织再生中心、人体组织资源库等公共平台。建设有科技部生殖医学国家重点实验室以及国家卫计委活体肝脏移植重点实验室，数目在省办医院中处于较高水平。国家药物临床试验机构共有药物临床试验专业 28 个及 I 期临床试验研究室 1 个，通过了 WHO/SIDCER 认证和 AAHRPP 认证。"十二五"期间，每年新获省部级以上科研项目呈稳定增长趋势，共承担省部级以上科研项目 754 项，其中国家 863 计划、国家 973 计划、科技重大专项 14 项，国家自然科学基金项目 390 项（见图 1-22、图 1-23）；论文发表数同样呈稳定增长趋势，SCI 收

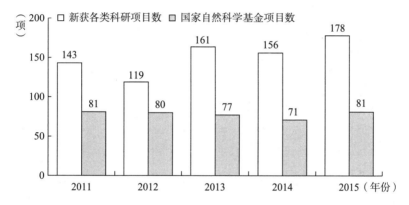

图 1-22 "十二五"期间新获各类科研项目数、国家自然科学基金项目数

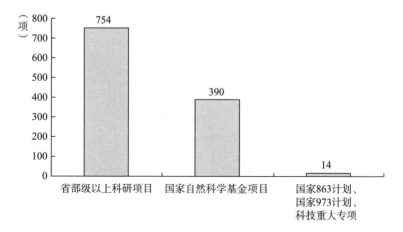

图 1-23 "十二五"期间科研项目分布

录论文数占论文数的比例不断提高，5 年间 SCI 收录论文数 2010 篇（见图 1 - 24），中国科学技术信息研究所统计结果显示，在全国医疗机构中，2015 年论文被引用次数、被引用篇数累计排名第 9（见表 1 - 1），2015 年度中国卓越国际论文数排名第 7，在省办医院中均名列前茅。科研经费和人才建设经费增长方面虽然出现波动，但总体依旧表现出上升趋势（见图 1 - 25）。

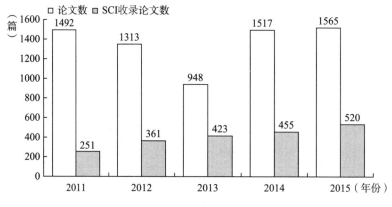

图 1 - 24 "十二五"期间论文发表数

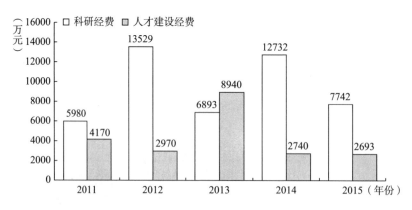

图 1 - 25 "十二五"期间科研经费及人才建设经费

表 1 - 1 2015 年全国医院机构论文引用情况

排序	单位	被引用篇数（篇）	被引用次数（次）	2015 年论文数增长趋势（%）	
				SCI	Medline
1	四川大学华西医院	7788	51760	5.05	- 1.91
2	解放军总医院	4686	23934	15.05	8.71
3	华中科技大学同济医学院附属同济医院	3985	32489	14.82	12.11
4	浙江大学医学院附属第一医院	3684	24884	15.97	18.14
5	中国医科大学附属第一医院	3584	23003	4.47	7.35
6	中山大学附属第一医院	3290	20695	18.66	24.49
7	第四军医大学西京医院	3257	30232	- 7.28	- 7.73
8	上海交通大学医学院附属瑞金医院	3205	28651	- 0.80	- 3.51
9	江苏省人民医院	3183	23779	- 2.86	- 6.04
10	北京协和医院	2933	16243	42.48	23.01
11	复旦大学附属中山医院	2819	21092	6.68	4.05
12	山东大学齐鲁医院	2767	19846	23.44	21.63
13	华中科技大学同济医学院附属协和医院	2633	17881	18.77	17.03
14	上海交通大学附属第六人民医院	2506	16886	10.43	12.22
15	中国医学科学院阜外医院	2480	11758	6.03	9.13
16	中南大学湘雅二医院	2446	17594	8.53	10.23
17	复旦大学附属华山医院	2338	15359	- 2.39	- 4.88
18	浙江大学医学院附属第二医院	2322	16231	14.46	15.09
19	中南大学湘雅医院	2245	14067	32.03	29.07
20	南京总医院	2210	16561	1.56	7.95

在社会责任方面，充分发挥和结合 17 个省级医疗质量控制中心的监督指导功能，与国际标准接轨，认真落实社会责任，服务社会能力显

著提升。以"江苏省急救医疗指挥中心"、"江苏省化学中毒救治基地"和"省级综合性紧急医学救援基地"为平台，以各临床专科为依托，完善应急管理体系和处置能力建设。圆满完成青奥会、亚青会等大型活动的医疗保障工作。参加援外指导、援塞抗疫十余人次，获国家援外先进荣誉称号。大力支持基层医疗卫生事业，共接收各地进修生 3655 人；对口支援陕西省富平县医院、新疆伊犁哈萨克自治州友谊医院等 40 余家省内外医院，诊疗患者 4.6 万余人次，开展手术 1000 余台，推广新技术项目 378 项；四次荣获省级"三下乡"活动先进集体荣誉称号，获得全省唯一的"国家卫生计生委对口支援先进集体"。热心公益慈善活动，设立开展中美联合儿童慈善手术项目，积极组织和参加各类义诊活动百余次，举办健康教育活动 500 余场次，受惠群众有数十万人。

通过"十二五"期间的持续努力，医院已成为江苏省内综合实力最强，集医疗、教学、科研、公益四项中心职能于一体的三级甲等综合性医院，这为更长时期的可持续发展奠定了坚实基础。

第四节　医院在全国同行的排名情况

医院近年来的发展也体现在本行业领域的各种社会公开排名中。

一　"中国年度最佳医院排行榜"情况

复旦大学医院管理研究所于 2009 年牵头研制的"中国年度最佳医院排行榜"，是中国首个针对医院专科和医院本身所做的独立第三方公益项目排行。该榜单借鉴美国 Best Hospital 的专家评议方法，通过来自中华医学会和医师学会的专家邮寄信件、电话联系等综合考虑学科建设、临床技术与医疗质量、科研水平等因素进行评选，并将所有专家的投票进行加权统计。再结合医院的科研情况（如 SCI 收录论文数量和科研奖项），形成最终榜单。该榜单对于树立学科标杆，在突出医院声誉，引导病人就医等方面具有重要意义。

自 2009 年复旦大学医院管理研究所公布"中国年度最佳医院排行榜"（综合）以来，医院于 2010 年首登榜单便取得第 42 名的优异成绩（如图 1-26 所示），在综合排名上进一步缩小了与浙江大学医学院附属第一医院、南方医科大学南方医院等省办医院的差距（从刚上榜时分别相差 23 名、19 名缩小至分别相差 7 名、2 名）。截至 2015 年，医院为该榜单第 27 名，江苏省第 1 名，华东区域第 7 名。

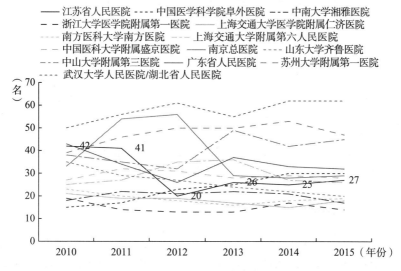

图 1-26 2010～2015 年部分"中国年度最佳医院排行榜"情况

作为华东区域排名靠前的综合性医院，医院在"专科声誉排行"中同样取得了优异的成绩。2010 年医院的心血管病首获提名，此外，泌尿外科、心血管病、血液学和老年医学四项专科获得最佳专科提名。2012 年，医院的康复医学获得全国专科声誉排行第一并保持至今，医院也是江苏省唯一获得专科第一的医院。2014 年，新增四项最佳专科提名，分别为耳鼻喉科、呼吸科、风湿科、检验医学。至 2015 年，共有 10 个专科获得提名（江苏省总数第一），同时康复医学仍排名全国第一，医院是为数不多的获得专科第一的省办医院，在"专科声誉排行"中提名数和上榜数上同样居于全国领先水平（见图1-27）。

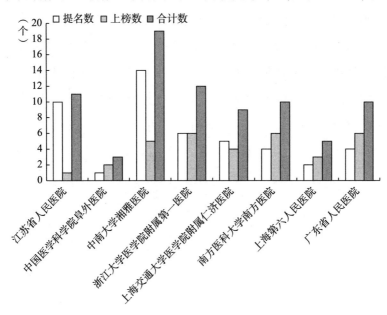

图1-27 "十二五"期间部分医院"专科声誉排行"情况

二 "中国公立综合性医院社会贡献度排行榜"情况

四川大学于2011年成立了中国公立医院社会贡献度研究所，开始公布"中国公立综合性医院社会贡献度排行榜"。主要通过医疗水平和社会服务能力、学术贡献与医学人才培养两个方面进行考量，并制定了一系列二级指标来反映这两方面的客观情况，如门急诊人次、床位数、重大医疗技术、住院医师规范化培养及全科医生培养人数、SCI论文数及Medline论文数等。该榜单反映了中国公立综合性医院在社会服务、科学研究、人才培养等医疗卫生行业的主体作用，对于人民群众需求更好、更快、更便捷的医疗服务以及提高医院管理水平和医疗服务能力具有重要意义。中国公立医院社会贡献度研究所还于2012年开始公布中国大学医学教育前50强排行榜，通过医学类博士学位授权一级学科数、国家重点学科数、国家重点实验室数、医学相关学科每年在国际杂志发表的文章数等指标进行评价。

自四川大学于 2011 年开始公布"中国公立综合性医院社会贡献度排行榜"以来，医院始终保持在 11~14 名，江苏省排名第一，华东区域排名第五。可以看出，医院在对社会的贡献程度上始终保持较高的水平，起到了医疗卫生行业的主体作用。

三 "中国医院科技影响力排行"情况

中国医学科学院医学信息研究所自 2013 年开始便试图对我国医院科技影响力进行科学评估，并于 2014 年首度发布了"中国医院科技影响力评估报告"，对全国三级医院进行科技影响力评价。通过对科技投入、科技产出、学术影响三个方面的一系列指标进行考核，进行权重调整，最终形成了客观的评价榜单。这对于提高医院医疗水平和医学科技发展水平来说具有重要的价值。

在中国医学科学院医学信息研究所公布的"中国医院科技影响力排行"中，医院自该榜单于 2014 年发布以来，一直保持在前 18 名（2014 年第 17 名，2015 年第 11 名，2016 年第 18 名，均为江苏省第一位）（如图 1-28 所示）。

如图 1-29 所示，在"专科影响力排行"方面，截至 2016 年，在已经发布的 26 个"专科影响力排行"中，医院共 15 个专科榜上有名。其中，普通外科学排第 4 名、变态反应学排第 5 名、心血管病学和血液病学排第 7 名、泌尿外科学排第 8 名、妇产科学和内分泌病学与代谢病学排第 9 名、消化病学和眼科学排第 11 名、呼吸病学和心血管外科学以及肿瘤学排第 12 名、肾脏病学排第 18 名、耳鼻咽喉科学排第 19 名、神经外科学排第 20 名。肾脏病学、内分泌病学与代谢病学、普通外科学、心血管外科学、眼科学自上榜以来保持稳定的上升势头，尤其是眼科学从 2014 年的第 40 名上升到第 11 名。心血管病学、呼吸病学、消化病学、内分泌病学与代谢病学均为江苏省内第一。医院在专科影响力方面展现出了强大的实力。

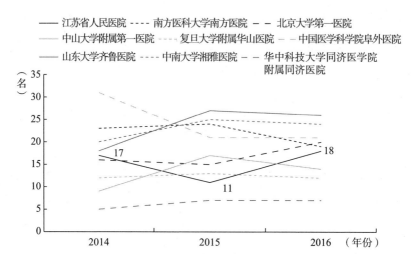

图 1-28　2014~2016 年部分医院 "中国医院科技影响力排行" 情况

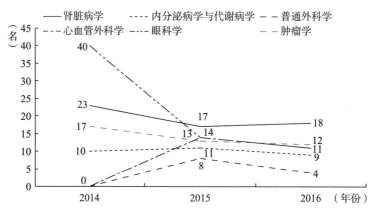

图 1-29　2014~2016 年部分医院 "专科影响力排行" 情况

四　中国医院 "自然指数" 排行榜情况

"自然指数" 是自然出版集团发布的一项指数，基于各科研机构在 Nature 系列、Science 等自然科学类期刊上发表的论文数量进行计算和分析的结果。其中 AC 表示论文数，WFC 表示每位论文作者的相对贡献。医学界智库通过搜索 2015 年 4 月 1 日至 2016 年 3 月 31 日的 "自然指数",制作了中国医院"自然指数"排行榜。

如表1-2所示,该阶段的排行榜中,医院排第八,在全国省属医院中排第二,仅次于上海交通大学医学院附属瑞金医院,在江苏省排第一,华东区域内排第三。医院展示出了作为区域医疗中心的强大科研实力。

表1-2　2015年4月1日至2016年3月31日中国医院"自然指数"
排行榜情况

排名	医院名称	所在地	医院级别	自然指数 AC	自然指数 WFC
1	北京协和医院	北京	三甲综合	71	20.13
2	四川大学华西医院	四川	三甲综合	57	10.99
3	中南大学湘雅医院	湖南	三甲综合	22	2.07
4	上海交通大学医学院附属瑞金医院	上海	三甲综合	21	2.5
5	复旦大学附属肿瘤医院	上海	三甲专科	15	2.55
6	中山大学附属第一医院	广东	三甲综合	15	1.79
7	中山大学附属肿瘤医院	广东	三甲专科	14	2.8
8	江苏省人民医院	江苏	三甲综合	14	2.53
9	复旦大学附属华山医院	上海	三甲综合	14	1.86
10	西京医院	陕西	三甲综合	13	1.36
11	第二军医大学附属长征医院	上海	三甲综合	12	2.59
12	西南医院	重庆	三甲综合	11	1.83
13	北京大学人民医院	北京	三甲综合	11	1.39
14	华中科技大学同济医学院附属协和医院	湖北	三甲综合	11	0.94
15	北京脑重大疾病研究院	北京	专科	11	0.93
16	中国医学科学院肿瘤医院	北京	三甲专科	10	3.24
17	武汉大学人民医院/湖北省人民医院	湖北	三甲综合	10	2.66

续表

排名	医院名称	所在地	医院级别	自然指数AC	自然指数WFC
18	浙江大学医学院附属第二医院	浙江	三甲综合	10	2.37
19	复旦大学附属儿科医院	上海	三甲专科	10	0.74
20	南京鼓楼医院	江苏	三甲综合	9	2.14
21	第二军医大学上海长海医院	上海	三甲综合	9	0.79
22	广州医科大学附属第一医院	广东	三甲综合	8	1.42
23	浙江大学医学院附属第一医院	浙江	三甲综合	8	1.13
24	上海交通大学附属第六人民医院	上海	三甲综合	7	2.41
25	安徽医科大学第一附属医院	安徽	三甲综合	7	1.42

第二章

江苏省人民医院的招聘与人才引进实践

　　随着人们健康意识的提高、平均寿命的延长等一系列的人口学特征的变化，医院人力资源管理的内容正在被不断改变，人才不足和人员综合素质参差不齐成为困扰医疗机构人力资源管理的头号问题。惠宏医管的一项调查显示，全国 14 个省市级医院的共计 514 位正、副院长中有 41.1% 的调查对象表示医院的人力资源状况是影响医院发展的主要因素之一，超过 50% 的调查对象对医院目前的人力资源状况表示不满。医院承担全省医疗、教学、科研、公益四方面的重任，在招聘和引进工作方面面临巨大的挑战。

　　医院的战略发展需要更多的医学人才支撑。《纲要》强调要合理控制综合性公立医院数量，全面提升综合性公立医院的医疗服务质量，各地医院都顺应形势，科学谋划，精细管理，以技术水平谋求竞争空间。医院作为省属重点医科大学的附属医院，为了满足病患的需求，本部及各分院也在加紧扩建中，预计未来床位将增加至 5000 张。为了向患者提供更优质的医疗服务，医院不断加强学科建设投入，这对医学人才的数量和质量提出了更高的要求。为了提升人力资源管理科学化、规范化、制度化水平，吸引更多的医学人才加入，根据《江苏省事业单位公开招聘人员办法》，结合医院实际情况，医院制定的《江苏省人民医院公开招聘工作实施办法（试行）》和《江苏省人民医院高层次人才引进实施办法》，就有关招聘与引进的过程和方法做出了规定。

第一节　招聘与引进的原则和步骤

近年来，医院放眼发展、结合实际，拟定新的招聘与引进原则——"一个中心，两个重点"，即围绕成为国际知名、国内一流的区域医学中心的战略目标，以国内顶尖医学院校的优秀毕业生和紧缺医学专业人才为重点，扩大招聘选拔的范围，加大考核力度，达到优选优录的招聘目标。同时制定了"符合标准、量入为出、适度从紧、分年实施、专业归口、梯队建设"六大招聘原则。具体地说，就是对照等级医院评审标准，满足医院规模扩增后的人员需求，不盲目制订计划，不无度大量增加，同时考虑到人才梯队建设和专业化人才归口管理的需要，使招聘工作稳步、有序进行。

招聘与引进是人力资源管理价值链的前端。由于医院对医学人才的需求呈逐年递增的趋势，医院每年都要重复开展招聘与引进的相关工作。通常招聘与引进工作按照以下步骤进行。

（1）制定人力资源规划：分析内外部环境变化，梳理现有人力资源状况，预测未来人力资源需求，确保人力资源管理活动与医院目标一致。

（2）选择招聘渠道，发布需求信息，进行资格审查、考核：对不同类型的人员采用不同的渠道引入医院，并通过不同渠道向外发布人员需求信息；接收应聘人员的有关资料，对其报考资格进行审查，并对通过资格审查的人员进行考核。

（3）人员录取与聘用：按考核成绩的综合排名确定拟录用人员名单进行体检，若有放弃或体检不合格者，依次递补；体检合格者即可签订聘用合同，办理录用手续。

第二节　招聘与引进的具体过程

一　制定人力资源规划

（一）内外部环境分析

医院在确定了"科教兴院、人才强院"的战略路径后，围绕整体战略，首先对内外部环境进行了 SWOT 分析（如图 2 - 1 所示）。就医院内部而言，医院集团良好的品牌效应初显。此外，院本部新建的门急诊病房综合楼和妇幼分院新病房大楼已经启用，盛泽分院、城北分院的扩建工作仍在继续，这些都对外部医疗人员产生了一定的吸引力。但是，事业单位用人受到政策约束，规范严格，使得人员招聘方面的效率下滑；而且退休人员日益增多，人员支出中离退休人员的支付比重增大；医院虽有一批国家级、省级人才，但领军人才仍较为缺乏。在外部方面，随着"健康中国"战略的提出，国家和各省市政府有关的人才战略、卫生规划等都支持公立医院医疗人员增长。《纲要》指出，到2020 年，每千常住人口要达到医疗卫生机构床位数 6 张，执业（助理）医师数 2.5 人、注册护士数 3.14 人等一系列指标。《江苏省"十三五"卫生与健康暨现代医疗卫生体系建设规划》指出，到 2020 年，每千常住人口要达到医疗卫生机构床位数 6.1 张、执业（助理）医师数 2.57人、注册护士数 3.34 人；新建国内一流的临床医学中心（创新平台）10 个、重点学科（实验室）30 个，力争 2 ~ 3 个医学重点学科创全国领先；培育 50 名领军人才与 50 个创新团队，培养 10 名杰出人才、100名重点人才、1000 名青年人才，力争 1 ~ 2 名医学杰出人才被培养为国家级医学大师。人们对于健康的需求激增，健康服务产业迅速崛起，需要更多的医疗人员投入工作之中。科学技术的不断进步为许多病症提供了更加可靠的治疗方法，也需要更多掌握新技术手段的医疗人员。但是，国家和各省市政府同样支持民营医院的发展，《纲要》就曾指出按照每千常住人口不得低于1.5张床位为民营医院预留规划空间，并且支持将民营医院纳入医保定点范围；同时引导民营医院的医疗服务价格根据市场调节，鼓励政府购买民营医院提供的医疗服务，这都对公立医院造成了一定的冲击和压力，形成了多元的竞争格局。

	Strength（优势） 良好的品牌和平台 良好的人才发展氛围和基础 完善的科学研究平台 新门急诊病房综合楼启用	Weakness（劣势） 事业单位用人自主权弱 离退休人员多，负担重 领军人才缺乏，标志性成果不够突出
外部环境	Opportunity（机会） 人才强省战略，人才体制改革 各级人才项目 健康服务产业迅速崛起 新技术手段不断涌现	Threat（威胁） 多元办医的竞争格局 民营医院医疗服务价格放开

图 2 - 1　医院 SWOT 分析主要内容

在完成对医院内外部环境的分析后，开始对医院内部现有人力资源进行全方位的梳理，其涉及基本情况、教育情况、科研情况、学术地位等方面，并由各科室汇总成以下清单。基本情况方面包括科室医生数目、护士数目、技师数目、正高人数、副高人数、床位数、在用设备总额等具体指标；学科地位方面主要指该科室是否为国家级专科或省级专科；学术地位主要包括该科室内有中华医学会委员及以上人员数目、省医学会副主委及以上人员数目、重点人才数目；教育情况包括该科室住院医师培训阶段考核合格人数占比、出国留学人数、国家级和省级继续医学教育项目、进修生省外比例；科研情况主要是近三年的课题数、论文数、获奖情况和纵向科研经费。各科室现状梳理清单如表 2 - 1、表 2 - 2、表 2 - 3 所示。

表 2 - 1　各科室现状梳理清单（1）

科室	基本情况							学科地位		学术地位			
	人力资源										学会任职		
	医生	护士	技师	其他	正高人数	副高人数	床位数	在用设备总额（万元）	国家级	省级	中华医学会委员及以上	省医学会副主委及以上	重点人才

表 2 - 2　各科室现状梳理清单（2）

科室	教育						
	住院医师培训阶段考核合格人数占比	出国留学人数（近三年派出）	继续医学教育项目（近三年）		进修生省外比例		
			国家级	省级	13 年	14 年	15 年

表 2 - 3　各科室现状梳理清单（3）

科室	科研（近三年）			
	课题	论文	奖项	纵向科研经费（万元）

一方面，在进行了战略环境扫描之后，医院清醒地认识到，当前的发展道路面临诸多困境和矛盾：一是医疗市场的变革日益加快，而行业管理体制机制却滞后；二是公立医院作为市场主体参与竞争，但又受制于事业单位的身份属性；三是医院规模扩张，人力资源扩容，随之而来的人力成本负担加重。

另一方面，人才队伍建设与医院的发展要求还存在不相适应之处：一是改革发展对高层次人才的需求快速增长与人才相对短缺的矛盾，尤其是临床实用性领军人才和复合型高级管理人才缺乏；二是人才引进与培养体系还不够完善，相关政策还不够健全；三是人才结构不尽合理，人才梯队不够完善。

（二）制定规划

1. 制定人力资源中长期发展规划

2012 年 11 月医院召开第六次人才与科技工作会议，大会回顾了过去十年的发展历程，总结了已经取得的丰硕成果，面对挑战与机遇，提出了新的总体目标与重点任务。人才工作制度也逐步完善，各类人才的引进、培养和激励体制也逐渐规范。随着国家强调经济转型升级，持续改善民生，创新创业成为共识，重大人才工程不断涌现，医疗卫生事业发展迎来了最佳的机遇期。根据当时的状况和发展需求，结合国家卫计委《医药卫生中长期人才发展规划（2011－2020）》以及江苏省卫计委《江苏省中长期人才发展规划纲要（2010－2020 年）》等文件精神，制定了《江苏省人民医院人才"十二五"及中长期（2012－2020）发展规划》，为今后的招聘与引进工作提供了重要的指导思想。《江苏省人民医院人才"十二五"及中长期（2012－2020）发展规划》指出，到2020 年，本部西扩工程和妇幼分院基础建设全部完成，规模进一步扩大，人力资源总量将增至近万人。要通过合理配置人力资源，进一步优化人才结构，全面提升整体素质，统筹各类人才队伍协调发展。要开发利用好国内、国际两种人才资源，在加大高层次人才引进力度的同时，积极做好人才自主培养。

2. 制订年度招聘与引进计划

医院人力资源中长期发展规划是需要在未来一段时期内逐步完成的，而中长期规划的完成则需要对中长期的目标、规划进行分解，利用短期的人力资源年度计划来逐步实现。人力资源年度计划一般包括人员调配计划（含退休、辞职、外派等）、专业技术职务晋升计划、招聘引才计划、薪酬计划、教育培训计划等。招聘引才计划和教育培训计划也会参考各科室申报需求情况，全院统筹协调、上下兼顾。

根据医院人力资源中长期发展规划制订招聘与引进计划时，首先由各科室填写《年度科室人员需求表》（如表 2 – 4 所示），包括需求岗位、需求人数、学历要求、专业要求、各科室特殊要求以及人员需求理由（计划床位增加、仪器增加、业务扩展和学科建设等）；其次各科室将人员需求计划报送人事处，人事处进行汇总，形成总体的需求计划；最后由人事处上报院部讨论，并制订招聘与引进计划。

表 2 – 4 《年度科室人员需求表》示例

科室：_____　　负责人（签名）：_____

一、科室情况

1. 现有专业技术人员情况

类型：医、药、护、技、其他	总人数	其中：分院工作人数		职称结构（人数）		
		盛泽分院	南京二院院区	高级	中级	初级

二、人员需求情况

1. 人员需求计划

需求岗位（医疗、护理、技术、行政、其他）	需求人数	学历要求	专业要求	其他要求（外语水平、工作经历、推荐毕业院校等）	招聘人员工作定位（请在选项前打√）
					□学科/学术带头人 □技术骨干 □普通人员
					□学科/学术带头人 □技术骨干 □普通人员
					□学科/学术带头人 □技术骨干 □普通人员

续表

				□学科/学术带头人 □技术骨干 □普通人员

2. 人员需求理由：2017～2018 年我科病床将增至_____张（以医院已研究决定的为准）；_____仪器增至_____；其他（包括业务扩展和学科建设等计划）；_____。

三、大科意见

大科意见	

按照工作内容的不同，工作岗位可以分为：管理岗位、专业技术岗位、工勤岗位。管理岗位主要负责医院内部的规划、决策、组织、协调、控制等工作，需要具备一定的管理类知识。专业技术岗位主要负责医院内部各种专业技术工作，需要具备相应的专业技术知识和能力。专业技术岗位又分为卫生专业技术岗位和其他技术岗位。卫生专业技术岗位主要包括医疗、护理、检验技术、影像技术、药学和其他卫技，主要从事医疗卫生相关的工作；其他技术岗位包括工程、财务、审计、统计、编辑、科研、档案、翻译和其他，主要负责医院日常运营中各项非医疗卫生活动，为卫生专业技术岗位和管理岗位提供帮助。工勤岗位主要负责医院内的一般技术工作，承担后勤保障和服务等职责，对专业技术能力和管理水平的要求较低。三种岗位构成医院的岗位体系，各科室每年在进行人员需求填报时，也按照该岗位分类进行分类汇总。岗位分类如表 2-5 所示。

表 2-5　岗位分类

序号	工作岗位
1	管理
2	专业技术
2.1	卫生专业技术
2.1.1	医疗
2.1.2	护理
2.1.3	检验技术
2.1.4	影像技术
2.1.5	药学
2.1.6	其他卫技
2.2	其他技术
3	工勤

人事处在上报院部讨论下一年度的需求计划前，会根据科室近三年平均诊疗人次、床位数、未来床位扩增计划等核算各科室应配备人员数量，同时结合科室现有人员状况，测算人员缺口和类别，初步拟定下一年度招聘计划。例如，2015 年测算麻醉手术科医生待补充 17 名，本着分年逐步补充的原则，平均分布在近几年的招聘计划中。

人事处在按科室测算人员需求的基础上，还需统筹考虑总体人员结构比例。截至 2015 年底，全院管理人员占比为 5.11%，专业技术人员占比为 91.00%，工勤人员占比为 3.89%。在专业技术人员中，卫生专业技术人员占员工总数的 85.57%，其中医疗人员、护理人员、检验技术人员、影像技术人员、药学人员、其他卫技人员分别占卫生专业技术人员总数的 31%、55%、3%、4%、4%、3%（见图 2-2）。

由于医院病房床位数增加，病床周转加快，门诊人次激增，门诊人次与病房床位比超过 200∶1。医务人员的工作量相应增加，需要更多的医务人员投入工作。此外，政策因素也对人力资源规划及配置产生了重

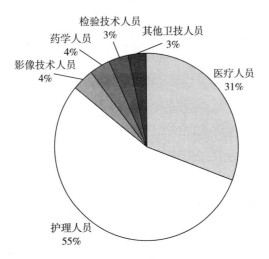

检验技术人员
3%
药学人员
4%
影像技术人员
4%
其他卫技人员
3%
医疗人员
31%
护理人员
55%

图 2-2 卫生专业技术人员分类及占比

大影响。例如法定节假日增加、带薪休假制度执行、全面放开二胎政策、医师下乡制度日趋严格等，都使实际在岗工作人员的数量明显下降。基于以上影响因素，医院综合考虑现有人员状况和科室发展规划确定下一年度总体招聘计划。

二 选择不同渠道和程序

在医院决策层讨论并预测出人员需求数后，便要对不同类型的需求人员选择不同的渠道进行引入。主要的入院渠道包括公开招聘和人才引进两种方式。公开招聘主要适用于应届毕业生和有工作经验的社会人员。应届毕业生通常指国家统一招收的普通高校毕业生，离校时和在择业期内（国家规定择业期为两年）未落实工作单位，其户口、档案、组织关系保留在原毕业学校，或保留在各级毕业生就业主管部门、各级人才交流服务机构和各级公共就业服务机构的毕业生，该类人员入院后一部分是正式员工，另一部分是住院医师培训生。社会人员一般在其他单位已经工作过，该类人员入院后主要补充到需有工作经验、工作要求较高的岗位。人才引进则主要适用于高层次人才入院。高层次人才一般是指具备研究生学历、高级专业技术职务，在专业领域有较深造诣或较高威望的人才。

（一）公开招聘

《江苏省事业单位公开招聘人员办法》规定：除国家政策性安置人员、按干部管理权限由上级任命及涉密岗位等确需采取其他方法选拔任用的人员外，一律实行公开招聘。在编制和招聘计划内，岗位空缺的前提下，按照岗位职责和任职条件，采取考试、考核的方法择优聘用，并且坚持德才兼备、以德为先的用人标准，贯彻民主、公开、竞争、择优的原则，做到信息公开、过程公开、结果公开，切实增强公开招聘工作透明度。

1. 发布公开招聘公告

人事处需要将整体的人员需求信息向外界公布，以达到信息公开的要求。除了在主管部门网站、门户网站、人力资源市场网站、人事考试网站上公布招聘公告之外，还要借助其他媒体的力量，在诸如卫生人才网、丁香园论坛、某些专业杂志、微信、微博等多种平台上发布招聘信息，确保更多符合条件的人员知晓招聘事宜（如图 2-3、图 2-4、图 2-5、图 2-6 所示）。

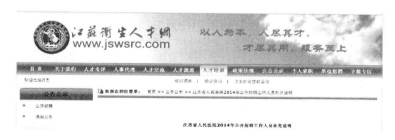

图 2-3　在江苏省卫生人才网发布公告

2. 受理报名、进行审查

卫生专业技术人员一般通过江苏省卫计委的公开招聘系统进行报名；通用专业技术人员和管理人员则通过江苏省人社厅的公开招聘系

统进行报名。管理人员的招聘对象主要以卫生事业管理专业的本科或研究生学历者为主，入院后在职能部门轮转 3 年再定科。同时，也会根据科室用人需求，招聘专业方向相契合的人员，例如医患沟通中心招聘的是卫生事业管理与法学专业的人员，医保办公室招聘的是卫生事业管理（医保方向）的人员，感染管理办公室和质量管理办公室招聘的是临床医学专业背景的人员。

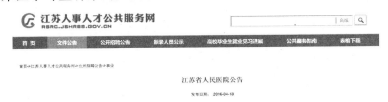

图 2 - 4　在江苏省人事人才公共服务网发布公告

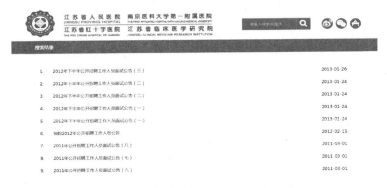

图 2 - 5　在医院门户网站发布公告

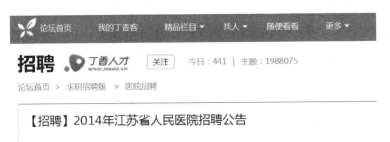

图 2 - 6　在丁香园论坛发布公告

医院工作人员要在江苏省卫计委及人社厅公开招聘报名系统中对报名人员进行资格初审,查看报名者是否符合岗位要求,并进行背景调查,鉴别应聘者学历、资格证书、获奖情况、履历以及论文和课题等科研成果。当符合条件报考人数少于招聘人数三倍时,应核减或取消该岗位招聘,并发布公告。特殊情况和紧缺专业可适当放宽条件。此外,公开招聘中还存在一种特殊的招聘形式,即校园招聘。校园招聘是医院直接从学校招聘、选拔各类各专业的应届毕业生。校园招聘的特点在于有的放矢,可以事先根据学校声誉、专业优势选择目标院校,把握主动权,一定程度上保障了生源的质量,可以与学生面对面交流,优秀的候选人可提前到单位实习,通过进一步的实践考核,加深了解,保证招录聘用的稳定。医院认识到,要想延揽优秀人才,必须走出所属医学院校、走出江苏省,紧盯国内外一流大学、一流专业。另外,医院设立了三级目标院校:第一级目标院校主要是国外具有一定知名度的医学类高校,例如美国哈佛大学医学院、美国约翰·霍普金斯大学医学院等;第二级目标院校主要是省外医学院校,如北京协和医学院、北京大学医学部、复旦大学医学院、四川大学华西医学院、华中科技大学同济医学院等,医院每年会赴北京、上海、武汉三地的部分高校进行校园宣讲,主要包括北京协和医学院、北京大学、复旦大学、上海交通大学、华中科技大学等知名医学类高等院校或知名高校的医学院;第三级目标院校则是省内地方院校的特色专业,如徐州医科大学麻醉学、苏州大学血液内科学等。针对目标院校,主动将招聘需求发布到目标院校网站(图2-7显示了部分高等院校网站上发布的招聘信息),应聘学生可以在医院自行开发的网上投递简历系统中报名(如图2-8、图2-9所示),在网络报名截止后再前往上述院校组织校园专场招聘会,以避免应届生舟车劳顿之苦,并与优秀应聘研究生主动联系,对考核成绩突出、综合素质过关的学生简化招聘程序,尽早确定其录用意向。

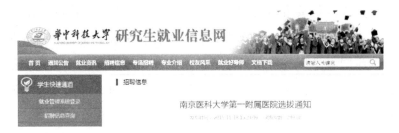

图2-7　在华中科技大学发布招聘信息

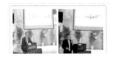
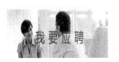

图2-8　医院网站应聘入口

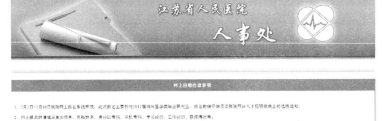

图2-9　医院网站应聘界面

3. 考核应聘人员

对应聘人员进行考核测评是决定是否录用的重要依据，考试、考核的科学性和公平性直接关系到录取人员的质量。一般的考核分为笔试、面试、实践能力测试和背景调查四个部分。

首先组织应聘人员参加笔试，笔试主要考察应聘者的基本理论、专业知识、综合分析能力和文字表达能力等。笔试的题目分为客观题和主观题两大类，客观题包括选择题、判断题、填空题等；主观题包括名词解释、问答题、论述题等。笔试的内容与招聘岗位的专业知识相匹配，卫生技术岗位和通用专业技术岗位原则上"学什么，考什么"。管理岗位以公共基础知识、行政能力测试为主。按照政策规定，卫生专业技术岗位参加江苏省卫计委组织的统一笔试，管理和通用专业技术岗位则参加江苏省人社厅组织的统一笔试。此外，还有一部分岗位以及招聘对象为研究生的岗位由医院组织笔试、面试、实践考核等，医院对本校、外校或外地的应聘者均一视同仁，统一标准、统一评判，确保自主考核的公平性，使真正的佼佼者能够脱颖而出。在笔试后按照1:3的比例划定能够进入下一轮考核的最低分数线，并组织入围者进行面试和实践能力测试。

面试的目的主要是了解应聘者的气质修养、业务能力和求职动机，通常招聘岗位相关专业领域的高级专业技术职务专家作为评委，评委人数一般为7人及以上的奇数，设主评委一名。从面试的组织形式上来看，面试分为结构化面试和非结构化面试。结构化面试对面试的内容、形式都做了程式化的规定，标准一致，对应聘者的考核程序化。非结构化面试在面试前没有明确的规定，面试的内容、形式都由组织面试者随机决定，可充分考察应聘者各方面素质。面试试题同样要有严谨、规范、明确的测评要素和评分标准。面试结束后评委必须当场评分，并将面试成绩通知考生。

实践能力测试的目的是考核应聘人员是否具备岗位所需的实践操作能力，坚持"干什么，考什么"的原则，强调实用性和动手能力。卫生专业技术人员是为患者提供诊疗、护理、康复服务的，娴熟到位的操作技能特别重要。如临床医师，体格检查、急救操作等是必须掌握的基本技能；无菌操作、静脉注射、吸氧吸痰等又是护理人员的基本功。这些临床技能测试在医护人员招聘过程中不可或缺。

此外，还会进行一些其他测试，以作为考察应聘人员综合素质的参考。情景模拟主要测试应聘人员的综合能力、情商，运用较多的形式（包括无领导小组讨论和角色扮演）。无领导小组讨论测试中，被测试者被随机分成若干临时工作小组，每组5人至7人，要求在一定时间内就某一个特定问题展开讨论，最后形成统一的意见并提出解决方案。此方法的目的在于考察应聘者的领导、沟通、组织协调等能力。角色扮演是在虚拟的人际关系情景中，设计出一系列矛盾和冲突，要求被测试者扮演其中某一角色去处理这些问题。通过应聘者在不同角色情景中表现出来的行为来评价其协调人际关系技巧、情绪的稳定性和随机应变能力等。心理测试是根据已标准化的实验工具如量表，引发和刺激被测试者的反应，所引发的反应结果由被测试者自己或他人记录，然后通过一定的方法进行处理，予以量化，描绘行为的轨迹，并对其结果进行分析。这是一种定量分析方法，具有较强的科学性。主要包括智力测验、个性测验（又称"人格测验"）、心理健康测验、职业兴趣测验、创造力测验等。

在进行所有考核项目后，按照招聘公告规定的成绩计算方法计算应聘者的总成绩，并按照分数由高到低排列，以1:1的比例确定体检人数。在体检后，根据体检结果确定考察人员并组织考察。考察指标侧重于思想政治表现、道德品质、团队精神、创新能力等隐形的人才特征以及与应聘岗位相关的业务能力和工作实践等，以确保与岗位匹配。

（二）人才引进

除了公开招聘的专业技术人员、管理人员之外，在临床诊疗、日常管理以及科学研究方面还需要一些专业技术能力、管理水平、科研实力较强的人才，在招聘这类高层次人才时通常采用引进的渠道。

在人才引进方面，根据医院的建设发展，按照人才发展规划的要求，突出重点，按需引进，优先引进重点学科、重点实验室建设所需高层次人才，围绕重大项目凝聚人才队伍，兼顾充实其他学科发展和新学科建设等急需的人才。完善刚性与柔性相结合的引进方式，落实公开公正、竞争择优的遴选制度，坚持科学全面的评价制度。

1. 引进的人才类型

引进的人才类型主要包括医院战略发展所需要的各类专业人才和管理人才，主要分为国际高峰人才、国家级领军人才、学科学术带头人、技术骨干和特聘专家五种类型。

国际高峰人才主要指中国科学院院士、中国工程院院士和外籍院士。

国家级领军人才包括获国家科学技术奖（包括国家最高科学技术奖、国家自然科学奖、国家技术发明奖、国家科学技术进步奖）二等奖以上第一完成人，"长江学者奖励计划"特聘教授，海外高层次人才引进计划（简称"千人计划"）引进人才，国家"百千万人才工程"入选专家，国家自然科学基金杰出青年基金资助的高层次人才，国家级重点学科、重点实验室的首席科学家，中华医学会临床学科各专业委员会副主任委员以上任职的专家，江苏省"333高层次人才培养工程"第一层次培养对象，在国外高水平大学或科研院所获聘教授职务者，其他经医院引进人才评审委员会认定符合国家级领军人才标准的专家。

学科学术带头人包括国家"青年千人计划"引进人才，国家自然科学基金优秀青年基金项目的获得者，省部级有突出贡献的中青年专家，中华医学会临床学科各专业委员会常务委员、各专科学组组长，江苏省"333高层次人才培养工程"第二层次培养对象，享受国务院特殊津贴人员，国外高水平大学或科研院所获聘副教授职务者，其他经医院引进人才评审委员会认定符合学科学术带头人标准的专家。

技术骨干包括江苏省"333高层次人才培养工程"第三层次培养对象；江苏省科技进步奖二等奖以上第一完成人；江苏省医学新技术引进一等奖第一完成人；其他经医院引进人才评审委员会认定的急需紧缺的或在本人研究领域有一技之长的高层次人才，包括专业技术人才和高级管理人才。

特聘专家是指为满足特定的医疗、科研工作需要或完成项目任务，以柔性方式引进，原则上每年累计在医院工作时间不少于六个月的各类专业技术人才。

2. 符合引进的条件

国际高峰人才原则上不超过 60 周岁，国家级领军人才原则上不超过 50 周岁，学科学术带头人原则上不超过 45 周岁，技术骨干原则上不超过 40 周岁，有突出贡献者年龄可适当放宽。

国内应聘者须具有研究生学历且获聘为高级专业技术职务，国外应聘者须获得博士学位且具有助理教授及以上专业技术职务，在所从事的领域中有较高的造诣，得到同行专家的普遍认可。

引进的专业技术人才应有在国外高水平大学或科研、医疗机构的研修经历，具有创新性思维，能够带领团队在本领域保持或赶超国内国际先进水平；管理人才应具备卓越的管理理念，掌握先进的管理方法，有能力构建一支结构合理、精干高效的管理团队。

3. 引进人才的岗位职责

国际高峰人才和国家级领军人才负责主持国家级重点学科、重点实验室建设；制定本学科的发展规划并积极组织实施，提升本学科整体水平和国际影响；申报国家自然科学基金重点项目，国家 863 计划、国家 973 计划等重大科研项目或有关国际合作方面的项目，并做出具有国际先进水平的科研成果；推进临床医学科技进步与技术创新，有针对性地引进和培养人才，组建创新团队，并领导团队开展前沿性课题研究。

学科学术带头人应正确把握学科的发展方向；积极争取并主持国家重大临床或科研项目研究，在本学科领域开展原创性、重大理论与实践问题研究攻关，力争取得重大标志性成果；领导本学科人才梯队建设，根据学科特点和学科发展需要，积极培养人才，力争组建一支结构合理的创新团队并开展医疗、科研、管理工作。

技术骨干应积极参与学科规划和建设，协助所在学科赶超国内或国际先进水平；申请并主持国家级项目，在本学科的某一专业方向上，做出国内领先的研究成果，发表高水平学术论文；管理人才还应积极参与医院发展规划的研究、编制和实施，为医院科学管理、高效运营出谋划策。

特聘专家应按照合同规定要求，完成合同规定的项目任务，协助做好人才培养工作。

4. 人才引进的程序

首先，人事处根据医院发展需要，确定高层次人才引进计划，并对外发布招聘信息（如图2-10所示）。通过自荐或专家推荐等方式，应聘者向人事处提交个人简历、学历学位、专业技术职务、代表性论文论著、课题成果证明等材料，以及3份本领域知名专家的推荐函（非同一单位）。

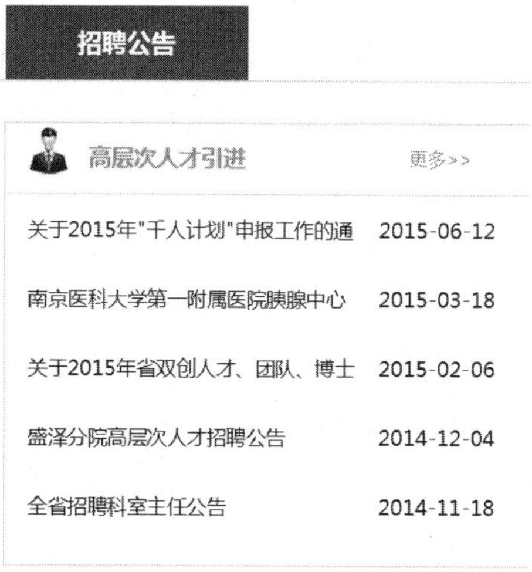

招聘公告

高层次人才引进	更多>>
关于2015年"千人计划"申报工作的通	2015-06-12
南京医科大学第一附属医院胰腺中心	2015-03-18
关于2015年省双创人才、团队、博士	2015-02-06
盛泽分院高层次人才招聘公告	2014-12-04
全省招聘科室主任公告	2014-11-18

图2-10 医院门户网站引进公告

之后，根据《江苏省人民医院公开招聘工作实施办法（试行）》和《江苏省人民医院高层次人才引进办法》的规定，急需引进的高层次人才、紧缺专业人才、创新团队经主管部门同意，可发布招聘公告，简化程序，采取直接考核的方式招聘。医学人才的显性业绩往往是由隐性素质所决定的。所以在高层次人才引进中，应对人才个体进行全面考核，重点考查引进人才的能力与品质，测试其与岗位的匹配度，以做出客观公正的评价。考核小组可以由相关院领导、职能部门负责人、同行专家等组成，通过面试、技能测试、手术展示和背景调查等不同考核形式，形成完整全面的考核意见。

通过考核后，由人事处与拟引进人才共同协商引进方式。引进方式分为刚性引进和柔性引进。刚性引进是指通过调动或岗位聘任的方式，与引进人才签订聘用合同及引进协议书，使引进人才享受医院在职职工的各项工资福利待遇和引进人才待遇，全职引进人才的服务期限至少为十年，首次聘用合同期限一般为五年。柔性引进是指引进人才不转关系、不迁户口，来院从事临床、科研、技术服务、项目合作等工作。通过签订聘任合同，明确工作目标和任务。柔性引进人才的聘任合同期限至少为三年。

最后由个人填写江苏省人民医院引进高层次人才审批表，交至人事处。人事处根据考核小组的意见和拟引进人才的情况，提出建议，报院长书记联席会研究决定，最后由院长审批。

5. 人才引进后的管理与激励

对高层次人才，不仅要引得进，还要留得住、用得好，因此医院应重视人才引进后的管理与激励。以引进协议书为根据，以设定的工作目标及任务为标准，明确考核周期，强化绩效考核，建立退出机制。绩效考核结果可分优秀、合格、不合格三个档次。考核优秀者，优先拨付科研基金，优先申报新项目，优先安排工作场所和人员；对于考核不合格者，给予一定的惩戒，直至解除协议。

三 人员录用与聘用

（一）人员录用

医院对公开招聘的卫生专业技术人员、通用专业技术人员、一般管理人员、工勤人员等，根据其在笔试、面试、体检和背景调查等甄选过程中的表现，对获得的相关信息进行综合评价和分析汇总，以了解每一位应聘者的素质和能力。事先确定评价指标的重要性并赋予相应权重，根据评分结果，用统计方法进行加权运算，分数高者拟录用。采用引进方法引进的高层次人才，根据专家考核意见，报由院长书记联席会研究，最终做出录用决定。

拟聘用人员或引进人才名单应当在原发布招聘公告的网站或媒体上公示，公示期不得少于7个工作日。拟聘用人员公示内容包括岗位名称，拟聘人员姓名、现工作或学习单位，招聘考试的各项成绩、总成绩、排名。拟引进人才公示内容主要是岗位名称、拟引进人员的有关资料。公示期间对拟聘用人员名单和拟引进人才名单有异议的，可以向纪委监察部门、人事处或上级主管部门提出，并应得到及时处理、反馈。

公开招聘的卫生专业技术人员、通用专业技术人员、一般管理人员、工勤人员等在经过公示期后，由医院按照干部人事管理权限向主管部门报批或备案，与拟聘用人员签订聘用合同，办理相关手续，进而接受培训及试用，由人事处和员工所在部门对其试用期工作表现进行考核，考核合格者成为医院正式员工。

以人才引进方式进入医院的高层次人才则在医院研究通过后，进行体检。待体检合格后，由拟引进人才与医院共同协商，签订引进协议书，约定双方的权利和义务，明确高层次人才的工作目标任务和福利待遇。

拟引进人才享受的待遇主要有人才津贴、安家费、科研启动经费、配套助手及办公条件等。按照《江苏省人民医院高层次人才引进办法》的要求，人才津贴按照不同层次人才进行发放，国际高峰人才、国家级领军人才每年均享有津贴，按月发放；学科学术带头人和技术骨干则一次性发放。在安家费方面，医院除为国际高峰人才和国家级领军人才提供安家费外，还为其提供住房一套以供其日常居住；为学科学术带头人和技术骨干发放安家费。在配套助手及办公条件方面，为国际高峰人才配备助手和秘书，提供专车服务，给予其高额的科研启动经费；为国家级领军人才、学科学术带头人配备助手，并给予其较高的科研启动经费；为技术骨干给予科研启动经费。除此之外，特聘专家不享受在职人员工资及福利待遇，其待遇按工作时间和岗位职责由双方协商一致订立，并为其提供短期住房，且解决每年 1~2 次协议约定的往返差旅费。

（二）员工入职、培训与试用

应聘人员在确定被录用后到成为正式员工的过程中需要先后经历入职、适应性培训和试用三个阶段。

入职是指与员工签订劳动合同到员工进入工作状态的一个重要过程。一般需要订立就业协议、开具报到证、转移档案等手续，如果属于在职人员，还应当与原单位解除劳动合同。入职后，双方在平等自愿、协商一致的基础上，与员工订立聘用（劳动）合同。签订合同后，员工正式入职，到相关部门办理各种入职手续，最后到工作部门报到。

适应性培训主要使员工迅速了解和熟悉医院文化、政策规定、工作程序、业务流程等，让员工尽快地融入医院的氛围和自己的角色中。

试用是指根据劳动合同的要求，在劳动合同期限内处于非正式状态的劳动关系，此时用人单位考核劳动者是否符合要求，劳动者考察用人单位是否实现承诺。根据劳动合同法和事业单位人事管理条例的规定，订立劳动合同的非编制人员试用期为 6 个月，订立聘用合同的在编人员试用期最长不超过 1 年。

第三节　近年来招聘与引进的成果

一　应聘者数量逐年增加，整体素质逐步提升

应聘者数量提升主要表现在两个方面：一是医院吸引了越来越多外校的优秀研究生前来应聘；二是外校研究生在医院的录用数越来越多，这更利于医院吸引外部人才。在招聘过程中，尤其是校园招聘渠道，通

过锁定重点院校、赴当地开展宣讲会、提前与优秀研究生联系、在门户网站开通报名系统、报名结束后赴当地组织专场招聘会等一系列手段，提高了对目标院校毕业生的吸引力，带来了显著的成效。如表 2－6、表2－7所示，2012～2016 年，报名应聘人数和录用人数整体呈现上升趋势，2014 年由于为西扩项目提前做好准备，该年报名应聘人数与录用人数较高之外，其余各年外校研究生报名数、重点院校研究生报名数都保持较为稳定的上升趋势，重点院校研究生报名数占报名应聘人数的比重明显提高。在录用方面，录用人数虽然出现了较大波动，但录用外校研究生人数较为稳定，其中录用重点院校研究生人数占录用外校研究生人数比重处于较高水平。这说明在吸引重点院校研究生的过程中所使用的一系列措施收到了一定的效果，近年来应聘生源的质量不断提高。

表 2－6   2012～2016 年报名应聘医学研究生情况

单位：人，%

年份	报名应聘人数	其中：外校研究生报名数	其中：重点院校研究生报名数	重点院校研究生报名数占报名应聘人数比重
2012	980	641	93	9.5
2013	1186	811	193	16.3
2014	2017	1580	362	17.9
2015	1676	1205	331	19.7
2016	1718	1263	274	15.9

表 2－7   2012～2016 年录用医学研究生情况

单位：人，%

年份	录用人数	录用外校研究生人数	其中：录用重点院校研究生人数	录用重点院校研究生人数占录用外校研究生人数比重	录用重点院校研究生人数占录用人数比重
2012	55	14	5	35.7	9.1

续表

年份	录用人数	录用外校研究生人数	其中：录用重点院校研究生人数	录用重点院校研究生人数占录用外校研究生人数比重	录用重点院校研究生人数占录用人数比重
2013	90	20	11	55	12.2
2014	134	35	23	65.7	17.2
2015	69	17	8	47.1	11.6
2016	86	17	10	58.8	11.6

除了校园招聘之外，公开招聘的整体情况同样呈现良好的上升趋势。如表2-8所示从学历分类上看，2012~2016年公开招聘人员的平均学历逐渐提高。本科及以上学历人数在整体人员中的占比从2012年的68.27%提高至2016年的83.09%；大专学历则从2012年的31.73%下降至2016年的16.91%，这在一定程度上显示了近年来应聘人员总体素养的提升。从岗位分类上看，2012~2016年的专业技术岗位人员数占比均超过80%，达到国家相应标准，一定程度上缓解了医院扩张对专业技术人员的需求。此外，在2012~2016年公开招聘过程中，由上级有关部门和医院自身组织的统一考核，不仅测试医学知识基础、实践动手能力，还考核、考查专业素养、语言表达、应变能力、思想品德等综合素质，最终留用应聘人员可谓"过五关、斩六将""百里挑一"。采用规范化招聘方法招聘并录用的相关人员整体素质得到明显提高。

表2-8　2012~2016年公开招聘总体情况

单位：人

类别		2012年	2013年	2014年	2015年	2016年
按学历分类	博士研究生	25	23	41	20	38
	硕士研究生	54	79	109	64	71
	本科	106	146	246	75	117
	大专	86	111	195	26	46

	类别	2012 年	2013 年	2014 年	2015 年	2016 年
按岗位分类	医疗	67	85	134	67	88
	护理	129	202	379	61	100
	影像技术	4	12	6	9	16
	检验技术	4	8	8	9	14
	康复技术	14	3	7	7	5
	其他	53	49	57	32	49

二 部分科室的人才紧缺现象得到缓解

对肾科、产科、儿科、麻醉科、放射科及超声诊断科等医师配置不足的专科，在招聘时给予重点关注。例如 2015 年，儿科有 36 名医生，完成了病房 77 张床（含新生儿）和门急诊全年 20 万余人次的工作量，以及下乡、支援西部等工作，医护人员压力较大。在招聘过程中，有倾向地给予支持，在分配招聘名额时，重点考虑了儿科需求；在招聘条件中放宽了对专业的要求，招收相近专业的研究生并进行规范化培训，力争缓解医师配置不足的情况。2012～2016 年，部分科室进人情况如表 2-9 所示，上述医师人手紧张的科室 2012～2016 年均保持稳定的进人趋势，数量上也处于较高水平。新医师在进入科室后一定程度上缓解了医师的工作压力，保证了医疗质量和安全。

表 2-9 部分科室 2012～2016 年进人情况

单位：人

科室	2012 年	2013 年	2014 年	2015 年	2016 年
麻醉科	3	7	9	6	5
产科	1	3	2	2	1

续表

科室	2012 年	2013 年	2014 年	2015 年	2016 年
儿科	3	3	6	1	3
放射科	5	4	5	2	4
介入放射科					
超声诊断科	2	4	3	5	2

三 人才引进数量与层次稳固提升

在《江苏省人民医院公开招聘工作实施办法（试行）》和《江苏省人民医院高层次人才引进办法》的指导下，简化考核程序，提供优渥的福利待遇，采用刚柔并济的引进手段等措施，在人才引进上取得了显著的成绩。2012～2016 年，共引进高层次人才 33 人。其中全职人才 26 人；兼职人才 7 人（只统计通过主管部门人才计划的人才）。按照所属人才类别来看，2012 年引进国际高峰人才/国家级领军人才 1 人，学科学术带头人 1 人，技术骨干 2 人，一般人才 4 人；2013 年引进技术骨干 5 人，一般人才 4 人；2014 年引进学科学术带头人 1 人，技术骨干 2 人，一般人才 6 人；2015 年引进技术骨干 1 人，一般人才 2 人；2016 年引进国际高峰人才/国家级领军人才 1 人，一般人才 3 人。2012～2016 年共计引进国际高峰人才/国家级领军人才 2 人，学科学术带头人 2 人，技术骨干 10 人，一般人才 19 人（如表 2 - 10 所示）。目前，医院高层次人才/团队情况如表 2 - 11 所示，共有中国工程院院士 1 人，美国国家医学院外籍院士 1 人，"长江学者"特聘教授 1 人，国家杰出青年科学基金项目获得者 1 人，国家自然科学基金优秀青年基金项目获得者 2 人，国家级有突出贡献中青年专家 6 人，国家"百千万人才工程"人才 2 人，享受政府特殊津贴专家 62 人，江苏省"333 高层次人才培养工程"第一层次培养对象 2 人、第二层次培养对象 15 人、第三层次培养对象 33 人，江苏省"科教强卫"医学杰出人才 4 人、医学重点人才 32 人，江苏省双创团队 2 个，江苏省双创人才 5 人，江苏省双创博士 3 人，江苏省特聘医学专家 2 人，江苏省有突出贡献中青年专家 25 人，江苏省教学名师 1 人，江苏省特聘教授 3 人。

表 2-10　2012~2016 年高层次人才引进情况

单位：人

类别		2012 年	2013 年	2014 年	2015 年	2016 年
工作时长	全职	6	5	9	3	3
	兼职	2	4	0	0	1
层次	国际高峰人才/国家级领军人才	1	0	0	0	1
	学科学术带头人	1	0	1	0	0
	技术骨干	2	5	2	1	0
	一般人才	4	4	6	2	3

表 2-11　现有高层次人才/团队情况

单位：人/个

类别		数量
中国工程院院士		1
美国国家医学院外籍院士		1
"长江学者"特聘教授		1
国家杰出青年科学基金项目获得者		1
国家自然科学基金优秀青年基金项目获得者		2
国家级有突出贡献中青年专家		6
国家"百千万人才工程"人才		2
享受政府特殊津贴专家		62
江苏省"333 高层次人才培养工程"（第五期）	第一层次培养对象	2
	第二层次培养对象	15
	第三层次培养对象	33

续表

类别	数量
江苏省"科教强卫"医学杰出人才	4
江苏省"科教强卫"医学重点人才	32
江苏省双创团队	2
江苏省双创人才	5
江苏省双创博士	3
江苏省特聘医学专家	2
江苏省有突出贡献中青年专家	25
江苏省教学名师	1
江苏省特聘教授	3

高层次人才作为医院人力资源中的高端人才，一旦被引进医院，落地生根后，慢慢就结出丰硕的成果。2012～2016年引进的高层次人才中，有2人先后获得国家级重点项目3项，有3人获得"杰出青年"或"优秀青年"项目资助，有2人作为领军人才成功申报江苏省双创团队，更有1人作为学科学术带头人在江苏省"科教强卫"工程中带领学科迈进重点学科行列。高层次人才带动了医学科技创新，引领了学科发展，推动医院从国内一流的区域医学中心向国际知名的国家级医学中心的战略目标奋进。

第三章

江苏省人民医院的医学人才教育与培养

医学人才教育与培养是提高医技人员素质、提升临床诊疗水平继而从源头上提高医疗质量、保证医疗安全的关键。医院一直坚持"科教兴院、人才强院"的发展战略和"培养人才、支撑学科、服务社会"的教育理念，不断在我国医院系统公认的"院校教育、毕业后教育、继续教育"三阶段有机衔接的医院医学人才教育与培养模式方面，探索多种形式的人才教育与培养途径，形成了十分鲜明的江苏省人民医院医学人才教育与培养品牌特色。

本章即围绕"院校教育、毕业后教育、继续教育"三阶段有机衔接的医院医学人才教育与培养模式，分别从医学人才教育与培养的组织管理机构与制度建设、医学人才教育与培养的实践与成效两大方面总结医院医学人才教育与培养的特色与成功经验。首先，将简单介绍我国医院系统公认并普遍推行的具有中国特色的标准化、规范化临床医学人才培养体系——有机衔接的"院校教育、毕业后教育、继续教育"医学人才培养模式。

第一节 "院校教育、毕业后教育、继续教育"医学人才培养模式

一 背景

医生是一个需要终身学习、实践和受教育的职业，他们职业素质和能力的高低不仅仅关乎医生个体自身的职业生涯成长，直接决定了医院的可持续与创新发展，还是影响整个社会医疗质量和医疗安全的关键，是维护和提升人们健康水平的有力保障。因此，以医生为主体的医学人才是医院发展的第一资源，对他们的教育与培养既是医院人力资源管理的重要职能之一，又是国家早日实现医教协同深化临床医学人才培养改革目标、从根本上解决群众看病就医问题以及长久惠及人民健康的根本要求[①]。

正是基于医学人才教育与培养的上述重要性，我国医学人才教育与培养经过长期的改革和试点工作探索，在2011～2014年取得了一系列突出成绩。比如，以上海市"5＋3"医学人才培养模式改革试点形成了一系列具有创新性、实践性和示范性的成功经验[②]，面向基层的全科医生培养工作取得明显进展[③]，医学教育管理体制改革进一步深入，医学教育投入不足问题得到缓解，学生医德素养和临床实践能力培养得到进一步加强，等等。然而，我国医学人才教育与培养仍存在许多深层次问题和困难，比如，医学教育学制学位多轨并存，临床医学人才的职业素养和临床实践能力培养依然有待加强，确保标准化、规范化医学

---

① 引自2014年11月27日国家卫计委主任李斌在医教协同深化临床医学人才培养改革工作推进会的讲话，摘自《加强医教协同为保障全民健康提供更加有力的人才支撑》。

② 汪玲：《临床医学专业学位教育综合改革的探索和创新——以上海"5＋3"人才培养模式为例》，《学位与研究生教育》2012年第10期，第49～54页。

③ 戴红蕾、方力争、黄丽娟等：《中国全科医师培训模式探讨》，浙江省全科医学学术年会，2012，第82～86页。

人才培养制度的保障性机制亟待完善，等等①。因此，教育部、国家卫计委、国家中医药管理局、国家发展改革委、财政部、人力资源和社会保障部六部门，在广泛开展调研、总结试点经验及借鉴国际经验的基础上，联合形成并印发了《关于医教协同深化临床医学人才培养改革的意见》（教研〔2014〕2号）。意见不仅明确了"到2020年，基本建成院校教育、毕业后教育、继续教育三阶段有机衔接的具有中国特色的标准化、规范化临床医学人才培养体系。院校教育质量显著提高，毕业后教育得到普及，继续教育实现全覆盖"的总体目标，还重点阐述了医教协同深化临床医学人才培养改革的具体举措。

一是深化院校教育改革，提高人才培养质量。建立临床医学人才培养与卫生计生行业人才需求的供需平衡机制；深化以岗位胜任力为导向的临床医学五年制本科人才培养改革；着力推进与住院医师规范化培训有机融合的临床医学硕士专业学位研究生培养改革，探索与专科医师规范化培训有机衔接的临床医学博士专业学位人才培养模式改革；推进面向基层的全科医生人才培养改革。二是建立健全毕业后教育制度，培养合格临床医师。全面实施住院医师规范化培训制度，建立专科医师规范化培训制度，开展助理全科医生培训。三是完善继续教育体系，提升卫生计生人才队伍整体素质。加强继续教育基地和师资队伍建设，优化继续教育实施方式，开展面向全员的继续医学教育。

二 院校教育、毕业后教育、继续教育的含义

医学是一门理论性和实践性（尤其是实践性）均很强的科学，医学人才教育具有周期长、分阶段细、连续性强等特点，因此，合格、高素质的医学人才的教育与培养，必须遵循特殊的医学教育规律和医学人才成长规律，他们必须经过严格的院校教育、规范化的毕业后教育以

---

① 潘多拉：《医学人才培养的规律与效率》，《中国卫生人才》2015年第3期，第14～15页。

及终身的继续教育①。所谓"院校教育"是由医学院校等专业机构进行的目的明确、组织严密、系统完善、计划性强的以培养医学人才为直接目标的教育实践活动。通常，医学生进入高等医学院校后，需进行 2～3 年医学基础理论学习，然后接受临床理论学习和进行临床实习，职业道德教育贯穿始终。因此，经过院校医学教育的毕业生，通常掌握了系统的医学理论及临床知识，具备基本的临床技能以及养成了救死扶伤、无私奉献的职业道德。所谓"毕业后教育"是指医学生经过医学院校的基本医学教育并掌握了比较广泛的医学知识及一般医学技能后，再接受某一学科正规的专业化培养的医学教育，如住院医师规范化培训、护理人员规范化培训、管理人员轮转培训等。"继续教育"是指结束院校教育和毕业后教育以后的一种以学习新理论、新知识、新技术、新方法为主的终身教育。

医院多年致力于积极探索"院校教育、毕业后教育、继续教育三阶段有机衔接的具有中国特色的标准化、规范化临床医学人才培养体系"的具体实践途径，逐渐形成了独具特色且富有成效的一套医学人才教育与培养方案，不仅有医院决策层提供的医学人才教育与培养的制度保障，还有各部门齐心协力开展的一系列成效显著的具体实践举措。

第二节　医院医学人才教育与培养的组织管理机构与制度建设

医院医学人才教育与培养是系统工程，需要整合多方资源，联合多部门共同参与。2014 年，医院荣获中华全国总工会颁发的"全国职工教育培训优秀示范点"称号。这一称号的获得，不仅仅是对医院多年

---

① 潘多拉:《医学人才培养的规律与效率》,《中国卫生人才》2015 年第 3 期, 第 14～15 页。

来一直探索和实践医学人才教育与培养工作的肯定，还是对医院医学人才教育与培养的组织管理机构与制度建设的认可。为了确保医学人才教育与培养这一系统工程的持续、顺利进行，医院不仅设立了专门的医学人才教育与培养的组织管理机构，还通过系统、完善的医学人才教育与培养制度建设，明确了医院各部门在医学人才教育与培养工作中的岗位职责与履职要求，并确保制定的各项医学人才教育与培养制度完全落实。

一　医院医学人才教育与培养的组织管理机构

医院医学人才教育与培养的组织管理机构包括三级组织，如图 3 - 1 所示。

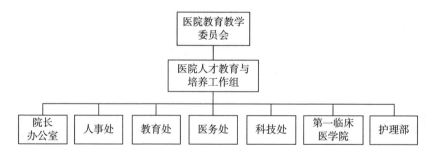

图 3 - 1　医院医学人才教育与培养的组织管理机构

第一级组织，即医院教育教学委员会，由院领导、职能部门（院长办公室、人事处、教育处、医务处、科技处、第一临床医学院、护理部等）负责人、临床医技科室学科负责人以及专家顾问组成。医院教育教学委员会的主要职责在于：第一，定期召开工作会议讨论医院医学人才教育与培养问题；第二，制定、审批医院医学人才教育与培养的一系列制度。

第二级组织，即医院人才教育与培养工作组，工作组成员主要包括医学人才教育与培养工作相关部门的负责人。医院人才教育与培养工作组的主要职责在于：采取按"需"召开会议的形式，讨论并解决医院医学人才教育与培养工作中需协商解决的问题。

第三级组织，即各职能部门及承担医院医学人才教育与培养的具体学科组织。比如，院长办公室主要负责短期（一个月以下）对外学术交流工作的组织和实施；人事处主要负责职工岗前培训、政工干部培训、工勤技能人员培训、新入院管理人员轮岗培训、全院职工健康教育及新入院职工岗前健康管理和计生政策培训等工作的组织和实施；教育处主要负责组织和实施全院职工继续教育（院内讲座学习班、进修、出国留学）、临床医师毕业后教育以及管理临床技能培训中心等工作；医务处主要负责医师三基（基本理论、基本知识和基本技能）培训及外院人员来院进修工作；科技处主要负责组织全院职工科研能力的培养与管理工作；第一临床医学院主要负责学校本科生、研究生在医院内的培养工作；护理部主要负责护理人员的带教及毕业后教育。

二　医院医学人才教育与培养制度建设

医学人才教育与培养工作中的"院校医学教育"主要是面向全院职工的、致力于提升学历的职工学历教育，"毕业后医学教育"主要是指住院医师规范化培训、护理人员规范化培训及管理人员轮转培训，"继续医学教育"主要指面向全院职工的参加学习班、外出进修、出国留学等项目。医院结合整体发展战略和现有医学人才结构特点，确定医院医学人才教育与培训发展战略，并通过制定住院医师规范化培训管理制度、职工报考研究生管理制度、职工公派出国（境）留学管理制度、继续医学教育项目及学分管理制度、继续医学教育项目经费管理制度等为医学人才教育与培养的全面、深入和可持续发展提供坚实的制度保障，促进"科教兴院、人才强院"发展战略和"培养人才、支撑学科、服务社会"教育理念的实现。

（一）住院医师规范化培训管理制度

医学生完成学校医学教育毕业后，并不具备独立从事临床医疗工作能力，需要再花几年时间接受相应学科系统化、规范化的专业培训，从而掌握从事该学科医疗活动所必需的诊疗知识和技能，进而独立承担临床医疗工作。这种系统化、规范化的专业培训，即毕业后的住院医师规范化培训，是医学生成为合格临床医生的桥梁和必由之路，亦是国际医学界公认的能够有效培养临床医师临床思维、提高工作能力、建立良好的医患沟通关系进而促进医学人才队伍建设和提高医疗服务质量的有效培训方式。

因此，作为毕业后医学教育重要组成部分之一的"住院医师规范化培训"，是指医学专业毕业生在完成医学基础教育之后，在经过省级及以上卫生行政部门认定的培训基地，以住院医师的身份，接受以提高临床能力为主的系统性、规范化培训；目标在于培养具有良好的职业道德、扎实的医学理论知识和临床诊疗技能，能独立、规范地承担本专业常见多发疾病诊疗工作的临床医师。住院医师规范化培训制度，则是根据医师职业特点和临床医学人才成长规律，确保住院医师规范化培训目标能够实现的一项医学教育制度。

早在 1992 年 7 月，医院即制定住院医师规范化培训相关制度；后经 2011 年 7 月第一次修订、2013 年 7 月第二次修订和 2016 年 8 月第三次修订，正式形成现行《住院医师规范化培训管理办法》。该办法从组织管理、培训对象、培训时间、培训专业、培训实施、培训考核、保障措施等方面做了详细规定，为住院医师规范化培训的稳步推进提供了政策保障。

1. 医院住院医师规范化培训管理组织体系

医院住院医师规范化培训实行院长负责制，专设住院医师规范化培训管理组织体系；该组织体系由医院住院医师规范化培训委员会、分管院领导、教育处、专业基地和培训科室组成。

（1）医院住院医师规范化培训委员会负责全院培训工作的组织、领导，开展政策咨询和培训质量评估等工作。

（2）分管院领导具体负责住院医师规范化培训工作的落实，包括对培训工作的指导、监督和评估，审核相关培训政策修订意见等工作。

（3）教育处作为培训管理职能部门，全面做好培训招收、实施和考核及培训对象的管理工作，具体负责全院住院医师规范化培训的组织实施、质量督查等工作。具体来说，包括下述一系列工作：制订、实施培训规划，统筹培训容量，督促落实培训计划，监控培训质量，对专业基地、培训科室、带教师资和培训学员进行考核和综合评估，对培训进行全过程的督查，定期总结和征求意见，持续改进住院医师规范化培训工作，并配合上级卫生行政主管部门的监督指导。

（4）专业基地由本专业科室牵头，会同相关科室制订和落实本专业培训对象的具体培训计划，并对培训全过程进行严格质量管理。具体来说，负责成立由基地负责人牵头的住院医师规范化培训管理小组，设置教学主任岗位，以专门负责本专业基地带教工作的组织和实施（包括组建符合资质的带教师资队伍、组织相应的考核和业务学习）以及安排多学科联合病例讨论等；积极配合教育处的管理，及时对本专业基地的培训工作进行总结和评价，提出改进措施并持续改进培训工作。

（5）培训科室是学员接受规范化培训、执行培训计划、落实培训内容的主要场所，实行科室主任负责制，具体承担住院医师规范化培训任务。具体工作包括：健全组织管理机制，选拔带教师资，落实培训要求，科室管理责任老师协助科室主任做好培训学员的入科教育、考勤等日常管理和出科考核工作，切实履行对培训学员的带教和管理职能，按照要求定期组织针对培训学员的教学查房、讲课和疑难病例讨论，确保培训学员按要求完成规定的病种数、病例数和技能操作数；将培训带教的质与量纳入科室带教老师的个人绩效考核，即与个人绩效、评优挂钩，制订本科室带教师资评价方案，每年至少组织1次对带教老师的教学工作进行评价并完整记录。

2. 医院住院医师规范化培训对象

住院医师规范化培训对象是拟从事临床医疗工作的高等院校医学类专业本科及以上学历毕业生，或已从事临床医疗工作并取得执业医师资格证书但需要接受培训的人员，以及其他需要接受培训的人员。医院住院医师培训学员分为三类：①医院招聘的医师，即经公开招聘程序进入医院的本单位职工，按照相关要求参加培训的医师；②社会化招录的医师，即向社会招收，经招收程序进入医院参加培训的医师；③单位委托培养的医师，即在外单位就业后，被单位委派至医院参加培训，且已在医院当年的培训学员招录计划和政府拨款补贴名单中，并全程在医院接受培训的学员。

3. 医院住院医师规范化培训时间

住院医师规范化培训时间按照江苏省卫计委《江苏省住院医师规范化培训学员培训时间认定方案（试行）》（苏卫科教〔2015〕13 号）执行。

（1）若培训学员毕业专业与拟进入培训专业相同或毕业专业与拟进入培训专业存在含属关系，则：①本科毕业生（学士）、科研型研究生（硕士）、科研型研究生（博士）培训时间为 3 年；②临床型研究生（硕士）培训时间不少于 2 年；③临床型研究生（博士）培训时间不少于 1 年；④有临床工作经历（在三级医院正式工作且临床工作时间超过 2 年）的，可申请临床能力测评，以减少相应培训时间，但培训年限最少不得低于 1 年，若未能通过临床能力测评，则培训时间统一为 3 年。

（2）若培训学员毕业专业与拟进入培训专业不同或毕业专业与拟进入培训专业不存在含属关系，则不论是否有临床工作经历，所有培训学员的培训时间统一为 3 年。

需要申请临床能力测评的学员，在接受培训前提交《临床技能测评申请审批表》，同时递交既往工作和临床证明材料。教育处组织专家组对申请者进行临床能力测评，依据《住院医师规范化培训内容与标准（试行）》中培训学员拟进入培训专业有关培训内容进行，分专业理论和实践技能两部分。根据测评结果确定学员的培训时间，并将《培训学员培训时间缩减方案》上报省毕业后医学教育委员会办公室，审批同意后执行。

4. 医院住院医师规范化培训专业

目前，医院获批的住院医师规范化培训专业基地共 26 个，分别为内科、儿科、急诊科、皮肤科、神经内科、全科、康复医学科、外科、外科–神经外科方向、外科–胸心外科方向、外科–泌尿外科方向、外科–整形外科方向、骨科、妇产科、眼科、耳鼻咽喉科、麻醉科、临床病理科、检验医学科、放射科、超声医学科、核医学科、放射肿瘤科、医学遗传科、预防医学科、口腔全科。

5. 医院住院医师规范化培训实施

医院住院医师规范化培训的内容，按国家卫计委《住院医师规范化培训内容与标准（试行）》总则和细则规范执行，以培育岗位胜任能力为核心，分专业实施。培训内容包括医德医风、政策法规、临床实践能力、专业理论知识、人际沟通交流等，持续提高临床规范诊疗能力。为确保医院住院医师规范化培训能够顺利实现"为各级医疗机构培养具有良好的职业道德、扎实的医学理论知识和临床技能，能独立、规范地承担本专业常见多发疾病诊疗工作的临床医师"的目的，《江苏省人民医院住院医师规范化培训管理办法》分别通过培训信息登记管理制度，"同等条件，同等待遇"制度，事前请假制度等确保住院医师规范化培训的实施。

（1）实行培训信息登记管理制度。培训期间，所有学员每月应按时完成"江苏省人民医院住院医师规范化培训管理系统"要求的带教匹配、电子病历权限申请、培训情况填报、对带教老师进行评价等，保证及时性、真实性和客观性；同时，学员应按照相关要求在"江苏省住院医师规范化培训管理平台"进行注册并填报。各系统的完成情况作为培训考核的重要依据。

（2）培训期间，医院招聘的医师、社会化招录的医师和单位委托培养的医师三类学员执行"同等条件，同等待遇"制度，具体如下。

医院招聘的医师，由医院承担基本工资（指岗位工资和薪级工资）和绩效工资（指基础性绩效工资和奖励性绩效工资），以及社会保险费用、住房公积金和国家法律法规规定的其他费用等支出。由医院按照职工统一标准发放伙食补贴和工会福利，并在培训期间提供500元/月的专项住宿补贴。由教育处承担具体管理工作，并根据培训执行情况和各项考核情况发放奖励性绩效工资。

社会化招录的医师，由医院承担基本工资和基础性绩效工资，以及社会保险费用、住房公积金和国家法律法规规定的其他费用等。按照职工标准发放工会福利。由教育处承担具体管理工作，并根据培训执行情况和各项考核情况发放奖励性绩效工资。专项住宿补贴、伙食补贴按医院招聘医师的标准发放。奖励性绩效工资、专项住宿补贴和伙食补贴从中央和省财政专项补助经费中列支。

单位委托培养的医师，人事关系归属于就业单位，就业单位承担其基本工资和基础性绩效工资，以及社会保险费用、住房公积金和国家法律法规规定的其他费用等支出。由教育处承担在培训期间的具体管理工作，并根据培训执行情况和各项考核情况发放奖励性绩效工资。专项住宿补贴、伙食补贴和工会福利按医院招聘医师的标准发放。奖励性绩效工资、专项住宿补贴、伙食补贴和工会福利从中央和省财政专项补助经费中列支。

培训期间，培训学员承担培训科室的夜班、节假日值班等值班任务的，由培训科室按同等标准发放夜班费和假日值班津贴等费用。

（3）严格执行事前请假制度。请假半天以内（含半天）的，由学员向带教老师提出申请，经带教老师同意，科室管理责任老师审批并在管理记录本登记备案后，方可生效；请假超过半天的，由学员填写《住院医师规范培训学员请假申请单》，带教老师在充分考虑临床工作安排的情况下审批同意后签字，经科室管理责任老师复审并签字后报教育处备案。培训期间，病假、事假合计超过 1 个月但不超过 3 个月的，培训结束时间顺延；病假、事假合计超过 3 个月的，培训时间延长1 年，结业考试延后 1 年，招聘医师的定科时间同时顺延 1 年。

此外，培训学员除遵守医院相关规章制度外，还要服从各培训科室的管理和安排，遵守培训科室的规章制度、工作规范和操作规程，遵纪守法，尊重同事，团结协作。对于违反相关规定、扰乱培训秩序的，教育处将按照相关规定进行处理，并将其记录在个人培训档案，单位委托培养学员将通知就业单位。对于严重违反工作纪律、长期旷工或屡教不改的培训学员，将直接做退培处理。培训期间，培训学员不参加病房独立值班；临床病理科、检验医学科、放射科、超声医学科、核医学科、预防医学科、医学遗传科等专业学员在临床科室轮转期间，不参加病房值班。

6. 医院住院医师规范化培训考核

医院住院医师规范化培训考核包括过程考核和结业考核，以过程考核为重点。目的是评估培训对象是否达到《住院医师规范化培训内容与标准（试行）》规定的要求。过程考核合格和通过医师资格考试是参加结业考核的必备条件。考核情况将作为发放绩效奖金的重要依据。

（1）过程考核

过程考核是对住院医师轮转培训过程的动态综合评价。过程考核一般分为月考核、出科考核、年度考核和公共必修课考核，内容包括医德医风、出勤情况、临床实践能力、培训指标完成情况和参加业务学习情况等方面。

①月考核：按月考核，考核结果作为当月绩效二次分配的依据，并严格按照月绩效分配考核指标执行。②出科考核：安排在完成某专业科

室轮转培训后进行理论考试和实践能力考核。理论考试在"住院医师规范化培训在线考试系统"中完成，实践能力考核由培训科室组织实施，并于次月前三个工作日内提交出科考核材料，由教育处审核后归档，考核结果纳入当月绩效二次分配。③年度考核：按培训年度考核，分为年度过程考核和年度技能考核两个部分，年度过程考核为本年度各月考核汇总，共9个指标，年度技能考核采用客观结构化临床考试形式，共3个部分9个站点，由教育处组织实施，年度考核量化评分作为年终考核定级、年终绩效奖金二次分配、优秀住院医师评选等工作的唯一依据。④公共必修课考核：包括医学人文和临床思维、卫生法律法规、循证医学和重点传染病防治共四门，由南京市卫计委统一组织实施。

（2）结业考核

结业考核包括临床实践能力考核和专业理论考核，由江苏省卫计委组织实施。培训学员在取得医师资格证书，完成全部培训计划且过程考核合格的前提下，可申请参加结业考核。对通过结业考核的培训学员，颁发统一制式的住院医师规范化培训合格证书。

①临床实践能力考核：主要检验培训学员是否具有规范的临床操作技能和独立处理本专业常见多发疾病的能力，采取模拟操作或临床操作等形式。②专业理论考核：主要评价培训学员综合运用临床基本知识、经验，安全有效规范地从事临床诊疗活动的能力，原则上采用人机对话形式。未通过临床实践能力考核、专业理论考核或其中任一项者，当年结业考核认定为不合格，须申请参加次年结业考核。

（3）关于考核不合格的培训时间顺延规定

在规定时间内未按照要求完成培训或考核不合格者，培训时间可顺延。①社会化招录的医师和单位委托培养的医师的顺延时间不超过3年，顺延期间，医院不再提供任何薪酬待遇，相关培训及考核费用由个人承担。②医院招聘的医师的顺延时间为1年，顺延期间所有待遇按上一培训年度标准进行发放。1年后需再次报考，仍然不合格者，医院将依程序解除聘用合同。

7. 医院住院医师规范化培训保障措施

（1）落实院内督查机制。教育处组织专家对各专业基地、培训科室的培训实施情况定期进行评估督查，并将评估结果纳入科室考核。如根据排班表不定期至各培训科室抽查培训情况，对住院医师应掌握的基本技能进行督导抽查等。教育处将督查情况整理汇总后，提出相应整改意见，并对被查科室和住院医师的整改情况实施新一轮的跟踪督查，不断提高住院医师规范化培训质量。

（2）依照《中华人民共和国执业医师法》相关规定，组织符合条件的医院招聘的医师和社会化招录的医师参加医师资格考试（单位委托培养的医师回就业单位报名），协助其办理执业注册和变更手续。培训学员取得医师资格后进行执业注册时须将执业地点首次注册或变更注册到培训基地，培训结束后，社会化招录的医师和单位委托培养的医师再履行变更注册手续。

（3）未取得住院医师规范化培训合格证书的医院招聘的医师，均不得申请公派出国（境）留学、国内进修，报考定向或在职研究生和承担脱产教学。社会化招录的医师可报考非定向研究生。

（4）相关职能部门，如医务处、人事处和质量管理办公室等部门参与住院医师规范化培训的考核和评估工作。

（5）将科室的住院医师规范化培训带教情况作为科主任任期目标考核内容之一。

（6）将住院医师规范化培训合格证书作为临床岗位聘用和晋升、聘任主治医师的必备条件。未培训者、未按计划完成培训者或者未取得住院医师规范化培训合格证书者，均不得聘任主治医师。

（7）实行优秀住院医师评选制度。每年9月，医院遵循公平、公正、公开、择优的原则，在参加培训一年及以上的住院医师中，评选优秀住院医师并给予表彰和奖励。

（8）培训经费实行独立核算，专款专用。医院将根据培训学员的生活学习和培训基地的教学实践活动和能力建设实际情况统筹使用，以保证培训工作的顺利开展。

（二）继续医学教育项目管理制度

继续医学教育是结束医学院校基本医学教育和毕业后医学教育以后的一种致力于学习和掌握新理论、新知识、新技术、新方法的终生教育形式，是江苏省人民医院培养科技创新医学人才、领军医学人才等的重要途径。

为了进一步加强和规范继续医学教育管理、保证继续医学教育质量和效果，医院于 1999 年 5 月制定继续医学教育管理相关制度，于 2004 年 5 月进行了第一次修订；2012 年 9 月，医院又根据全国继续医学教育委员会《关于印发〈国家级继续医学教育项目申报、认可办法〉和〈继续医学教育学分授予与管理办法〉的通知》（全继委发〔2006〕11 号）、江苏省卫计委（当时称卫生厅）和江苏省人社厅（当时称为人事厅）《江苏省继续医学教育项目及学分管理办法》（苏卫科教〔2007〕26 号）等有关规定，并结合医院继续医学教育实际情况，制定并实施现行《江苏省人民医院继续医学教育项目及学分管理办法》。该制度不仅对继续医学教育项目管理做了详细规定，还明确了继续医学教育项目学分管理的具体操作流程。

1. 医院继续医学教育项目管理

医院各级各类卫生技术人员和行政管理人员，凡是符合申报条件，并且所申报继续医学教育项目是以现代医学科学技术发展中的新理论、新知识、新技术和新方法为主要内容，以提高卫生技术人员或管理人员的职业素质和技术水平以及满足公众健康需求为目的，比如，项目内容涉及本学科国内外发展前沿，或是边缘学科和交叉学科的新进展，或是国内外先进医学科学技术、成果的引进和推广，或是将填补国内或省内医学技术和方法的空白并具有显著社会或经济效益，均可申请继续医学教育项目。

医院申报的继续医学教育项目分为国家级项目和江苏省省级项目。国家级继续医学教育项目为经全国继续医学教育委员会评审、批准并公布的项目；省级继续医学教育项目为经江苏省继续医学教育委员会评审、批准并公布的项目。

为了确保继续医学教育项目的质量，医院建立了严格的继续医学教育项目评估制度。应用"继续医学教育项目质量评价指标体系"，评价继续医学教育项目实施的质量和效果。包括如下指标。一级指标：教学资源、项目执行和项目效果3个指标。二级指标：教学资源分为项目负责人、项目师资、项目征文、教学方式和教学保障5个指标；项目执行分为举办情况、学员情况、学分证书管理、经费管理、文档管理和流程管理6个指标；项目效果分项目内容、学习收获和满意度3个指标。三级指标：共有30个指标，每个指标标准分为100分，权重各不相同，并赋予相应内涵和评价方法。医院以项目评估结果为依据，一方面，遴选优秀继续医学教育项目并给予表彰和奖励；另一方面，对不能按计划实施的继续医学教育项目、不能规范授予学分证书的科室，暂停或取消其举办继续医学教育项目的资格。同时，每年抽取20%的项目进行现场督查，其中江苏省继续医学教育委员会督查10%，医院督查10%，督查主要内容包括：是否按照申报学时和申报内容举办、教师更换情况、是否规范地授予学员学分、学员现场调查等。

此外，医院还不断加强对继续医学教育项目经费使用的管理。继续医学教育项目经费遵循专款专用、自收自支、量入而出和自负盈亏的使用原则，主要用于以下方面。第一，为举办继续医学教育项目而发生的直接支出，包括交通费、住宿费、餐费、场租费、材料费、邮寄费、印刷费等，需提供这些直接支出的规范原始凭证。第二，授课老师讲课费、相关工作人员劳务费，此部分不得超过总支出的50%，且必须以银行转账方式发放。

2. 医院继续医学教育学分管理

为提升医院职工投入继续医学教育的积极性和热情，医院制定了继续医学教育学分管理规定。

具体来说，按照全院职工参加继续医学教育活动的性质、内容和学时授予学分，并规定了各级各类卫生技术人员和行政管理人员每年必须完成的最低学分：①具有中级及以上专业技术职务的卫生技术人员，每年参加继续医学教育活动所获得的学分不低于 25 学分，其中I类学分不低于 10 学分，Ⅱ类学分不低于 15 学分，I类学分、Ⅱ类学分不可互相替代；②初级专业技术职务的卫生专业技术人员和各级行政管理人员，每年获得的学分不低于 15 学分，I类学分或Ⅱ类学分均可；③每位继续医学教育对象每年获得的远程继续医学教育学分不超过 10 学分（包括I类学分、Ⅱ类学分）；5 年内必须获得国家级继续医学教育项目I类学分 10 学分。I类学分和Ⅱ类学分种类及授予学分标准，如表 3－1 所示。

此外，医院还对继续医学教育项目学分登记、学分审核以及学分效用做了详细规定。①学分登记。每个科室设 1 名学分管理员，负责本科室学分管理。科室每位人员参加继续医学教育活动后，将所获学分证明原件交给科室学分管理员并进行初步审核后，用个人账号自行录入或由科室学分管理员将学分情况按人员录入医院继续医学教育学分管理系统。②学分审核。科室学分管理员完成学分录入和初步审核后，于每年 12 月 25 日前，携带每位人员的学分证明原件至教育处审核。审核后，再将每人的年度学分情况转登到科室继续医学教育学分登记本和专业技术人员继续教育证书上。③学分效用。医院将职工继续医学教育学分达标情况作为晋升和聘任专业技术职务的评分项、年度考核和职业再教育的必备条件之一。凡继续医学教育学分未达标者，年度考核不能评为优秀等次，不得申请公派出国（境）留学、国内进修和报考研究生等。

表 3 - 1　医院继续医学教育学分类型及授予标准

类型	级别	内容	学分授予标准
I类学分	国家级	（1）经全国继续医学教育委员会评审、批准和公布的项目；（2）国家级继续医学教育基地申报，由全国继续医学教育委员会公布的项目	（1）参加国家级继续医学教育项目学习，经考核合格者，按3小时授予1学分；主讲人每小时授予2学分；每个项目所授学分最高不超过10学分；（2）参加省级继续医学教育项目学习，经考核合格者，按6小时授予1学分；每个项目所授学分主讲人每小时授予1学分；每个项目所授学分最高不超过10学分；（3）参加以学术会议、研讨会等形式申报的省级继续医学教育项目学习，经考核合格者，按6小时授予1学分；每个项目所授学分最高不超过3学分
	省级	（1）经江苏省继续医学教育委员会评审、批准和公布的项目；（2）省级继续医学教育基地申报，由江苏省继续医学教育委员会批准、公布的项目；（3）经江苏省继续医学教育委员会认定，由中华医学会、中华口腔医学会、中华预防医学会、中华护理学会、中国医院协会、中国医师协会等省定社团在江苏省举办的非国家级继续医学教育项目	
	推广项目	适应基层卫生专业技术人员培训、卫生突发事件应急培训，以及面向全体在职卫生人员开展的培训，或由江苏省卫计委组织和批准的项目（含远程医学教育项目）	
II类学分	一	市级继续医学教育项目 医疗卫生机构和省级学术团体组织的学术活动，医院和科室组织的学术活动等 自学、发表论文、科研立项，医院和科室组织的学术活动等 其他形式的继续医学教育活动	（1）由医院组织的学术报告、专题讲座、多科室组织的疑难病例讨论会、技术操作示教、手术示范、新技术推广等学术活动，每次授予参加者0.5学分；每年最高不超过10学分；（2）科室组织的学术报告、专题讲座、疑难病例讨论会、技术操作示教、手术示范、新技术推广等继续医学教育活动，每次授予主讲人1学分，授予参加者0.2学分；每年最高不超过10学分；（3）参加市级

续表

类型	级别	内容	学分授予标准
Ⅱ类学分	一	市级继续医学教育项目 医疗卫生机构和省级学术团体组织的学术活动 自学、发表论文、科研立项、医院和科室组织的学术活动 其他形式的继续医学教育活动	继续医学教育项目自学，经考核合格者，每3小时授予1学分；主讲人每小时授予2学分；(4) 由医院组织或经本科室主任同意后，自学与本科专业有关的知识，应有明确目标和学习计划；学习后写出综述并经认可，每2000字授予1学分；每年最高不超过5学分；(5) 学习由全国继续医学教育委员会、省级继续医学教育委员会制定或指定的杂志、音像制品等形式的自学资料，经考核认可；(6) 在有统一会规定的学分标准授予学分；刊号（ISSN，CN）的期刊发表论文和综述，按期刊类别授予学分，并按作者排序第一至第三作者依次递减1学分，通讯作者授予学分等同第一作者：科学引文索引（SCI）、工程索引（EI）、科学技术会议录索引（ISTP）收录的期刊（10~8学分）；核心期刊（8~6学分）；非核心期刊（6~4学分）；无统一刊号的内部期刊（3~1学分）；(7) 已批准的科研项目，在立项当年按以下类别授予学分，并按课题组成员排序第1名至第5名依递减1学分，国家级课题（10~6学分）；省、部级课题（8~4学分）；市、厅级课题（6~2学分）；(8) 有统一书号（ISBN）的医学著作，每编写1000字

续表

类型	级别	内容	学分授予标准
II类学分	一	市级继续医学教育项目 医疗卫生机构和省级学术团体组织的学术活动 自学、发表论文、科研立项、医院和科室组织的学术活动等 其他形式的继续医学教育活动	授予1学分；出国考察报告和国内专题调研报告，每3000字授予1学分；发表医学译文，每1500汉字授予1学分；(9) 出版国家、省、市级继续医学教育项目的视听教材，放映时间每10分钟授予1学分；每年最高不超过5学分；(10) 参加远程继续医学教育II类学分项目学习，经考核合格者，按课件的学时数每3小时授予1学分；每个项目最高不超过5学分
其他		(1) 经医院批准，公派出国（境）留学和国内进修的人员，6个月及以上者，经考核合格，每月授予I类学分2学分，II类学分3学分，经考核合格的人员，6个月以下者，应积极参加当地有关单位组织的继续医学教育活动；援藏、援外医疗任务和卫生支农任务的人员，6个月以下者，每月授予I类学分2学分、II类学分3学分，视为完成每年规定的学分数	执行援疆、援藏，执行援外的继续医学教育活动，每月授予I类学分2学分、II类学分3学分

（三）职工报考研究生管理制度

硕士、博士研究生培养是医院医学人才培养的重要途径之一，亦是提高医院医学人才队伍的业务素质和学历层次、优化医学人才队伍结构的主要渠道。因此，2003 年 11 月医院制定并发布了《关于江苏省人民医院职工学历教育管理规定（试行）》，并于 2007 年 12 月和 2012 年 11 月分别进行第一、二次修订，现执行 2012 年 11 月第二次修订后发布的《江苏省人民医院职工报考研究生管理办法》。

《江苏省人民医院职工报考研究生管理办法》明确了职工申报研究生学历教育的原则、条件和程序，主要由教育处负责组织实施。医院鼓励已取得住院医师规范化培训合格证书的职工，在遵循为学科建设服务和学以致用的前提下，"走出去"报考"985"高校和"211"高校的研究生，并且各科室尽可能根据学科人才培养实际需要坚持分类报考①和有序培养。符合条件并有提升学历意愿的职工，需依据图 3 - 2 所示申报程序提出申请。医院职工报考研究生申报基本条件如下：

医院职工报考研究生申报基本条件②

（一）热爱祖国，爱岗敬业，具有良好的政治和业务素质。

（二）报考硕士研究生者需同时满足报考时来院工作满二年、入学时来院工作满三年；报考博士研究生者需同时满足报考时来院工作满二年、入学时来院工作满三年、硕士毕业满二年。

（三）医师报考研究生时，需取得《江苏省住院医师规范化培训第一阶段合格证书》。

---

① 硕士报考类别有 4 种：①统招科学学位硕士研究生（定向、非定向、委托培养）——学历教育；②统招专业学位硕士研究生（定向、非定向、委托培养）——学历教育；③在职人员攻读硕士学位（公共卫生硕士等）——非学历教育；④同等学力人员申请硕士学位——非学历教育。博士报考类别有 2 种：①统招科学学位博士研究生（定向、非定向、委托培养）——学历教育；②专业学位博士研究生——非学历教育。

② 摘自《江苏省人民医院职工报考研究生管理办法》。

（四）近二年内岗位工作时间达到要求，无医疗事故或医疗差错，无教学事故或教学差错，无查实的违规违纪行为，继续医学教育学分合格，年度考核合格及以上。

（五）符合报考学校对所报考专业的具体报考要求。

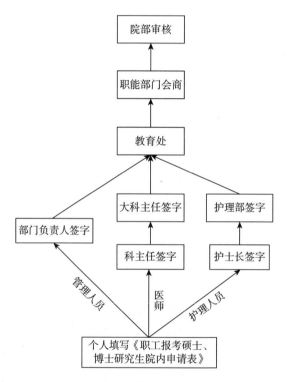

图 3 - 2　医院职工报考研究生申报程序

（四）职工公派出国（境）留学管理制度

尽管职工公派出国（境）留学属于医院继续医学教育范畴，但鉴于它亦是医院高层次人才培养的重要途径之一，因此，医院专门为职工公派出国（境）留学制定了具体办法：2001 年 7 月制定，2011 年 7 月进行第一次修订，2016 年 9 月进行第二次修订。

公派出国（境）留学，按经费来源分为公费公派留学和自筹经费公派留学。公费公派留学是指由国家留学基金管理委员会、江苏省政府、江苏省卫计委等部门资助和医院提供配套经费，并经医院批准同意派出的留学；自筹经费公派留学是指经医院同意的、自筹经费赴国（境）外研修并保留医院公职的留学。修订后的《江苏省人民医院职工公派出国（境）留学管理办法》对职工公派出国（境）留学申报原则、申报者基本条件、申报程序、出国（境）前管理、出国（境）外管理及回国（境）后管理均做出了十分明确的规定。

1. **公派出国（境）留学申报原则**

医院职工公派出国（境）留学，总体遵循为医院发展和学科建设服务的原则，并采取科室推荐和医院审核相结合的申报方式。各科主任根据学科发展规划与科室人才培养计划，认真组织、严格审核，有计划地推荐具有培养潜力的学术带头人和中青年骨干申报公派出国（境）留学。医院尤为鼓励致力于解决临床重大技术难题的跨学科人员组成项目组申报公派出国（境）留学，支持有条件学科与国外著名机构建立长期稳定的合作关系和互派访问学者，鼓励职工出国（境）攻读硕士研究生和博士研究生。

2. **公派出国（境）留学申报者基本条件和申报程序**

医院职工公派出国（境）留学申报者基本条件如下：

医院职工公派出国（境）留学申报者基本条件[①]

（一）热爱祖国，爱岗敬业，具有良好的政治和业务素质。

（二）公费公派留学（除国家留学基金）申报时需四年及以上医院工作经历，派出时需五年及以上医院工作经历；国家留学基金申报时需二年及以上医院工作经历，派出时需三年及以上医院工作经历。自费公派派出时需三年及以上医院工作经历。

（三）近二年内岗位工作时间达到要求，无医疗事故或医疗差

---

① 摘自《江苏省人民医院职工公派出国（境）留学管理办法》。

错，无教学事故或教学差错，无查实的违规违纪行为，继续医学教育学分合格，年度考核合格及以上。

（四）医师公派留学申报时，需取得《住院医师规范化培训合格证书》。

（五）曾获公费或自筹经费公派出国（境）留学者，原则上需回院工作满足一定时间后方可再次申请公派出国（境）留学：六个月以上的回院工作需满三年，三个月至六个月（含六个月）的回院工作需满二年，三个月及以下（含三个月）的回院工作需满一年。

（六）符合资助部门对所申报项目的具体申报要求。

凡是符合公派出国（境）留学基本条件的职工均可申报公派出国（境）留学。自筹经费公派出国（境）留学申报程序较为简单：职工个人填写《江苏省人民医院职工自费公派出国（境）留学申请表》，科主任、大科主任审签，派出部门会签，教育处审核，院部审批。公费公派出国（境）留学的申报程序则较为严格而复杂，包括院内审核和正式申报两个环节。①院内审核，即个人填写《江苏省人民医院职工公费公派出国（境）留学申请表》，科主任审签，大科主任审签，教育处审核，职能部门会签，院部审批。护理人员由护士长审签，护理部审核后送至教育处。管理人员由部门负责人审签后送至教育处。通过院部审批者方可正式申报。②正式申报，即按照公费公派出国（境）留学资助部门要求，在规定时间内打印相关申报表格、准备相关材料；于资助部门申报截止日期前5个工作日送至教育处，由教育处审核盖章后送相关主管部门。

3. 公派出国（境）留学出国（境）前管理

（1）资助标准。公费公派按相应资助渠道的资助标准执行。自筹经费公派所需经费中往返国际旅费、生活费标准参照江苏省人民政府公费公派标准执行，费用自筹。

（2）办理出国（境）手续。到院办按公派出国（境）程序办理出国（境）手续。

（3）签订《江苏省人民医院职工公派出国（境）留学协议书》。经批准的公派出国（境）留学人员，在派出前与医院签订《江苏省人民医院职工公派出国（境）留学协议书》，未按规定办理者，按擅离工作岗位处理。

（4）工资福利待遇。经批准的公派出国（境）留学人员，在派出前须到人事处签订有关工资福利待遇协议书，在外期间医院将保留其公职，工资及有关待遇暂停发放，公派出国（境）留学人员按期回国后，医院将一次性补发工资，具体内容按协议规定执行。

（5）自筹经费公派交存保证金。自费公派者在派出前必须向医院交存保证金，其数额按批准出国（境）留学期限计算：六个月及以下者，保证金为三万元；六个月至一年（含一年）者，保证金为五万元；一年以上者，保证金为十万元。出国（境）留学人员按期回国（境）保证金（不计利息）退还本人，逾期者按违约处理，不退还保证金。

4. 公派出国（境）留学国（境）外管理

（1）公派出国（境）留学人员在国（境）外必须定期向医院教育处和所在科室汇报自己的学习和工作情况。

（2）公派留学人员在留学期间应努力学习和工作，完成预定的学习任务，不得从事与留学身份不符的活动。

（3）公派留学人员应按照所在国（地区）或单位购买医疗保险等保险。

（4）公费公派留学延期申请按相应资助渠道文件要求执行；自费公派留学一律不接受延期申请。

5. 公派出国（境）留学回国（境）后管理

（1）公派留学人员完成出国（境）任务，按时回国，本人应在回院后15日之内凭回国（境）有关材料到教育处、院办、人事处等部门报到，提交留学总结和开展工作计划，并履行相应的服务期。

（2）每位公派留学人员回院后，需在医院"留学人员讲坛"做专题汇报，报告其在国（境）外留学经历、收获与体会，使更多医务人员获益。教育处将对其相关技术开展情况进行跟踪考核，考核结果将与学科后续出国（境）留学申报挂钩。

（3）公派留学人员在出国（境）留学期间完成的以及回国（境）后以留学期间所得知识、技术等完成的成果的有关知识产权归医院所有。

第三节　医院医学人才教育与培养的实践探索及成效

一　医院医学人才分类差异化培养

医院的医学人才分为临床医学（包括临床型、科研型和教学型）人才和管理人才，各类型人才成长路径各异，不同成长阶段的培养需求亦不同，因此，医院十分注重医学人才的分层分类教育与培养。比如，在临床医疗方面，制订、实施专业细化的适应学科融合趋势的人才培养方案；加强青年人才基本功训练，鼓励中年人才开展适宜技术再创新，支持高级专家推进重大技术科学化。比如，在科研方面，致力于打造高层次专业化的优秀研究型医生和临床科学家，培养各学科临床研究与应用转化的复合型专门骨干人才。在教学方面，加强师资队伍建设，着力打造一支德术双馨、教学有方、视野开阔、结构合理的优良师资队伍。在管理方面，强调专业化、职业化，坚持实践使用与职业培养相结合，提高医院管理团队的整体素质与能力。

（一）医院临床医学人才培养

1. 临床医学人才培养渠道

医院与临床医学人才培养相关的项目共计44项，临床医学人才培养渠道、主管部门详细信息如表3-2所示。其中，依据培养项目

表3-2 医院44项临床医学人才培养项目/渠道

序号	人才培养渠道	主管部门
1	住院医师规范化培训	医院
2	继续医学教育项目	医院
3	国内进修	教育处
4	学历教育	江苏省卫计委
5	住院医师海外研修项目	江苏省卫计委
6	青年医师海外研修项目	江苏省卫计委
7	卫生国际交流支撑计划	江苏省卫计委
8	江苏省政府公派（高级访问学者）	江苏省教育厅
9	江苏省政府公派（访问学者）	江苏省教育厅
10	江苏省政府公派（课题组）	江苏省教育厅
11	国家公派（高级研究学者）	国家留学基金委
12	国家公派（访问学者）	国家留学基金委
13	外专局出国（境）培训项目	国家外专局
14	国家自然科学基金面上项目	国家自然科学基金委员会
15	国家自然科学基金青年科学基金	国家自然科学基金委员会
16	江苏省科技厅杰出青年基金	江苏省科技厅
17	自然科学基金面上项目	江苏省科技厅
18	自然科学基金青年基金	江苏省科技厅
19	江苏省高校自然科学研究面上项目	江苏省教育厅
20	江苏省六大人才高峰	江苏省人社厅
21	江苏省卫生厅发展计划项目	江苏省卫计委
22	南京市科技发展计划项目	南京市科委会
23	教育部博士点基金项目（博导类）	教育部
24	教育部博士点基金项目（新教师类）	教育部
25	初级专业技术职务	江苏省卫计委
26	中级专业技术职务	江苏省卫计委
27	副高级专业技术职务	江苏省卫计委
28	正高级专业技术职务	江苏省卫计委
29	"333高层次人才培养工程"第一层次	江苏省人才办
30	"333高层次人才培养工程"第二层次	江苏省人才办
31	"333高层次人才培养工程"第三层次	江苏省人才办
32	江苏省突出贡献奖	江苏省人社厅
33	政府特殊津贴	江苏省人社厅
34	江苏省"创新创业"人才	江苏省委组织部

续表

序号	人才培养渠道	主管部门	序号	人才培养渠道	主管部门
35	新教师岗前培训考试	校*人事处、一临	40	专业学位硕士生导师	校研究生院、一临
36	普通话等级考试	校教务处	41	科学学位硕士生导师	
37	高等学校教师资格证	校人事处、一临	42	正高级教学专业技术职务－教授	校人事处、一临
38	中级专业技术职务－讲师		43	专业学位博士研究生导师	
39	副高级专业技术职务－副教授		44	科学学位博士研究生导师	校研究生院、一临

注：*"校"指代南京医科大学。

申报要求中对最低专业技术职务的要求，符合初级、中级及以上、副高及以上、正高专业技术职务申报要求的临床医学人才培养项目分别有14项、11项、11项和8项（见表3-3和图3-3），数量上相对均衡，表明医院的临床医学人才培养项目涉及各级专业技术职务、覆盖了临床医学人才职业生涯的各个阶段；依据临床医学人才培养项目的侧重点进行分类，其中"临床"和"临床/科研"共计12项、科研共12项、其他共20项（见表3-3和图3-4），在12项"临床"和"临床/科研"人才培养相关项目中，初级专业技术职务或中级及以上专业技术职务可申报的有10项，这充分体现了医院注重年轻临床医学人才临床能力的培养。

表3-3　44项临床医学人才培养渠道的专业技术职务
分类及侧重点分类情况

单位：项

专业技术职务	临床	临床/科研	科研	其他	合计
初级	2	2	6	4	14
中级及以上	4	2	1	4	11
副高及以上	0	0	4	7	11
正高	0	2	1	5	8
合计	6	6	12	20	44

2. 临床医学人才分类培养路径

医院基于临床医学人才成长特点和培养规律，以职业规划和人才分层次培养等理论为指导，分别制定出如图3-5、图3-6、图3-7和图3-8所示的临床型、科研型和教学型（又分博士起点和硕士起点两类）四类临床医学人才培养路径，以提高医院临床医学人才培养的规范性和有序性。

3. 临床医学人才培养成效

"十二五"期间，医院医务人员继续医学教育覆盖率和学分合格率

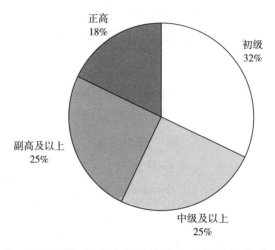

图 3 - 3　临床医学人才培养渠道的专业技术职务分类占比

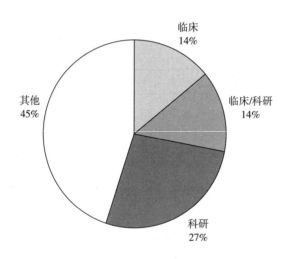

图 3 - 4　临床医学人才培养渠道的侧重点分类占比

均保持 100%，获批政府资助公派出国（境）留学 233 人次，派出公派出国（境）留学 254 人（博士 224 人、硕士 58 人），参加国内进修和职业培训 700 余人次，逐步完善临床专业技术人员继续教育和医学人才培养体系。医院举办继续医学教育项目 550 项，其中国家级项目 366 项、省级项目 184 项，培训省内外学员 8 万余

人次；从中遴选优势项目举办品牌化"金陵临床医学高层论坛"系列
活动，推进医院继续教育品牌化建设。

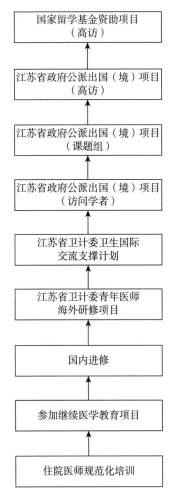

图 3-5　临床型医学人才培养路径

（二）医院管理人才培养

医院管理，是按照医院工作的客观规律，运用现代科学管理理论和
方法，对医院人、财、物、信息、时间等资源进行计划、组织、协调、
控制，充分发挥整体运行功能并取得最佳综合效益的管理活动过程。医

院的管理人员包括院领导、职能部门负责人、科室负责人等，他们大多来自临床，在走上管理岗位前及以后，大多没有经过系统的医院管理培训，基本采取岗位学习及边干边学的形式，尽管逐步适应了岗位工作要求，但难以适应医院发展需求。尽管近几年医院陆续招录了一些卫生事业管理专业的毕业生，在一定程度上缓解了上述矛盾，但由于课程设置等问题，这些人员明显感到所学与所为脱节。因此，医院不仅于2011年成立"医院管理学校"，还定期举办"青年管理沙龙"，以培养和促进医院管理人才的迅速成长。

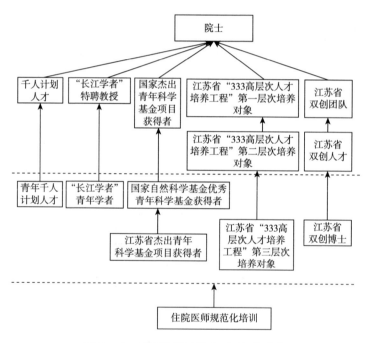

图3-6　科研型医学人才培养路径

1. 医院管理学校

医院于2011年成立"医院管理学校"，以全面推进医院管理工作向规范化、科学化和精益化方向迈进，并进一步发挥医院管理对学科建设和医院发展的作用。"医院管理学校"由教育处和院办共同负责，旨

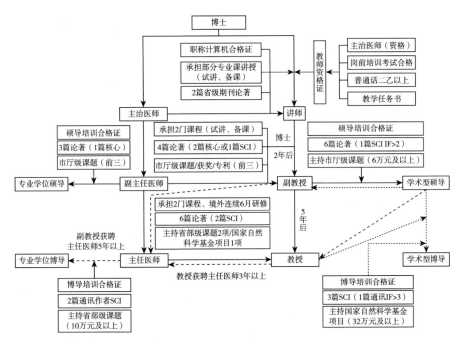

图 3-7　教学型医学人才（博士）培养路径

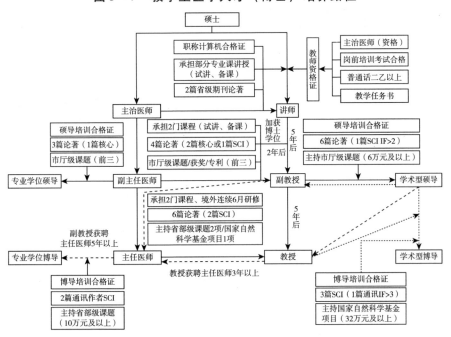

图 3-8　教学型医学人才（硕士）培养路径

在促进医院管理人员管理理念和管理知识的更新、管理思维和管理视野的拓展、管理方法和管理技能的优化。"医院管理学校"纳入医院管理人员继续教育范畴，所有行政与党务管理岗位工作人员，临床与医技科室主任及副主任、研究室主任及副主任，护理岗位管理人员等均可参加"医院管理学校"举办的各种讲座、会议和研讨活动。

2012 年 3 月至今，"医院管理学校"结合医院各部门在工作中遇到的管理难题，先后邀请上级主管部门、高等院校、兄弟医疗单位以及医院自身的多位管理专家，不仅为医院管理人员提供系统的医院管理基础理论和基本知识，还从不同角度讲解管理理论知识和实践技能、传授医院管理经验和体会，已成为职工获取管理知识的重要平台。表 3 - 4 展示了 2012 年 3 月至 2015 年 9 月 "医院管理学校" 成功举办的 21 讲讲座的主题信息。值得一提的是，"医院管理学校" 每年培训医院行政、临床、医技科室的管理人员 1500 余人次，已具有较高的品牌影响力，不仅为医院培养管理人才，还对外开放，成功开展省内外多家医院管理人才培训，获得一致好评。

表 3 - 4　2012～2015 年医院"医院管理学校"举办讲座情况

序号	日期	题目	主讲人	单位（均为当时的单位和职务）
1	2012 年 3 月 21 日	浅谈新医改背景下的公立医院改革	王虹	江苏省人民医院院长
2	2012 年 4 月 25 日	支付方式改革与医院管理创新	顾海	南京大学政府管理学院
3	2012 年 5 月 23 日	转化医学引领当今临床医学研究模式的变革——理念与管理实践	吴观陵	江苏省人民医院
4	2012 年 6 月 20 日	心理健康与压力管理	桑志芹	南京大学心理健康教育与研究中心主任
5	2012 年 7 月 26 日	科学人才观与江苏成功实践	张颢瀚	江苏省哲学社会科学界联合会党组书记、常务副主席

续表

序号	日期	题目	主讲人	单位 （均为当时的单位和职务）
6	2012 年 8 月 29 日	新形势下的临床提升战略	陈琪	南京医科大学党委书记、校长
7	2012 年 10 月 24 日	实现和谐医患关系的法律途径	姜柏生	南京医科大学医政学院院长、党委书记
8	2012 年 11 月 28 日	循环质量管理方法与实践——PDCA	邹华茂	中健之康供应链技术研究院药事服务项目服务部总经理
9	2013 年 1 月 30 日	医院风险评估和脆弱性分析	顾民	江苏省人民医院副院长
10	2013 年 2 月 27 日	舆论危机管理与媒介素养	杜骏飞	南京大学新闻传播学院副院长
11	2013 年 3 月 27 日	从年轻医生十问卫生部长说起	黄祖瑚	江苏省卫计委（当时称卫生厅）副厅长
12	2013 年 4 月 24 日	医学人文、生命政治与医学人生 ——漫谈医学人文的生命意义与价值	孙慕义	东南大学人文学院教授
13	2013 年 5 月 22 日	医院评审对质量管理的新要求及实战经验分享	戴晓娜	浙江大学医学院附属第二医院质量管理办公室主任
14	2013 年 8 月 14 日	医疗质量与病人安全	雷特斯教授	德国医学顾问委员会委员
15	2013 年 11 月 25 日	医疗体制改革与医院财务管理	吴天	江苏省卫计委（当时称卫生厅）规财处副处长
16	2013 年 12 月 18 日	医疗纠纷的防范和处理	孙东东	北京大学法学院教授
17	2014 年 4 月 23 日	医疗质量的持续改进——品管圈的实践	马作镪	美国爱荷华大学博士
18	2014 年 5 月 15 日、 2014 年 5 月 22 日	顾客满意与抱怨管理	林正全	中国台湾地区中华企业形象发展协会

续表

序号	日期	题目	主讲人	单位 （均为当时的单位和职务）
19	2014 年 7 月 2 日	我国的国家安全和战略举措	黄培义	南京陆军指挥学院首席教授
20	2014 年 7 月 29 日	医保付费方式改革——如何发挥好医保基金的保障效能	严娟	江苏省医疗保险基金管理中心主任
21	2015 年 9 月 25 日	精益管理转变医疗	David	纽约健康和医院集团纽约贝尔维尤医疗中心

2. 青年管理沙龙

2011 年，为了更新青年管理人员的管理理念、增强其管理素质、提高其管理水平以更好地为医院建设与发展服务，医院面向院内 35 岁以下年轻管理人员成立了"青年管理沙龙"。"青年管理沙龙"属于典型的学习型组织，旨在通过会员积分制管理，以团队学习为依托，进而达到不断提升青年管理人员的管理素质的目标；因此，"青年管理沙龙"采取自主申请、审核入会的加入方式，并下设医疗护理组、学科发展组、经营管理组、医院文化组，倡导以组别为单位举行活动；医院依据各组活动情况及会员参与情况，累积会员积分，年末根据年终积分对优秀会员进行表彰。"青年管理沙龙"组织形式多样的各种活动，如专题讲座与研讨、专项调研、专项技能培训、小组讨论等，内容不仅仅包括管理知识和技能，还包括人文知识，如艺术鉴赏、古董收藏、家装设计等。截至 2016 年底，"青年管理沙龙"会员已有 120 余人，年集中培训 1000 余人次。每年"青年管理沙龙"各组都会针对医院运行状况申请课题，为医院管理人员的成长提供了较大帮助，并汇编相关论文集，取得了非常好的医院管理人才培养效果。

二 医院临床医学人才培养平台建设

（一）国家住院医师规范化培训示范基地

培训基地是住院医师接受规范化培训、执行住院医师培训计划并落实具体培训内容的主要场所，是影响住院医师规范化培训质量的关键要素；换句话说，规模达标的住院医师培训基地是培养合格住院医师的必备条件。培训基地规模可通过培训基地床位数、年门急诊人次、年收治住院病人数等指标加以衡量。以内科培训基地为例，规模达标的内科培训基地的总床位数应大于200张（含200张）、年门诊人次和急诊人次应分别为10万人次及以上和1万人次及以上、年收治住院病人人次应为3800人次及以上。

因此，医院多年来一直不断进行住院医师规范化培训基地硬件和配套设施建设以扩大住院医师规范化培训基地规模。2015年10月15日，国家卫计委在重庆召开全国住院医师规范化培训现场经验交流会，会上公布了国家住院医师规范化培训示范基地名单，医院与北京协和医院等21家西医医院和北京中医药大学东直门医院等3家中医医院榜上有名，江苏省32家国家级住院医师规范化培训基地（西医）中仅医院一家获此殊荣。

此外，2006~2011年医院共获批临床药师培训基地、辅助生殖技术培训基地、四级妇科内镜手术培训基地、心血管疾病介入诊疗培训基地、腹膜透析培训示范中心、内镜诊疗技术培训基地（普通外科）、内镜诊疗技术培训基地（骨科）、内镜诊疗技术培训基地（泌尿科）、内镜诊疗技术培训基地（呼吸科）、内镜诊疗技术培训基地（内镜消毒）和内镜诊疗技术培训基地（消化科）共计11个专业技术培训基地（见表3-5）。

表3-5　医院11个专业技术培训基地（获批以来至2016年12月）

单位：期，人

基地名称	获批时间	基地日常管理制度	是否常规开展工作	获批以来举办期数	学员总数
临床药师培训基地	2006年12月6日	健全	常规开展	10	83
辅助生殖技术培训基地	2007年3月16日	健全	常规开展	40	696

续表

基地名称	获批时间	基地日常管理制度	是否常规开展工作	获批以来举办期数	学员总数
四级妇科内镜手术培训基地	2011年2月9日	健全	常规开展	15	400
心血管疾病介入诊疗培训基地	2008年11月11日	健全	常规开展	12	165
腹膜透析培训示范中心	2011年6月10日	健全	常规开展	6	1600
内镜诊疗技术培训基地（普通外科）	2007年12月15日	健全	常规开展	45	877
内镜诊疗技术培训基地（骨科）	2007年12月15日	健全	常规开展	20	1000
内镜诊疗技术培训基地（泌尿科）	2007年12月15日	健全	常规开展	10	235
内镜诊疗技术培训基地（呼吸科）	2007年12月15日	健全	常规开展	27	418
内镜诊疗技术培训基地（内镜消毒）	2007年12月15日	健全	常规开展	13	3000
内镜诊疗技术培训基地（消化科）	2007年12月15日	健全	常规开展	41	8872

（二）江苏省临床医学教育研究所："5＋3＋X"临床医学人才培养体系

1996年，为了进一步加强医院对全省住院医师继续教育的管理工作，江苏省卫计委（当时称为卫生厅）成立了"江苏省继续医学教育研究室"，其设在医院教育处；2008年，江苏省卫计委（当时称为卫生厅）对全省终身医学教育体系相关研究室的工作分工进行了适应调整，成立"江苏省毕业后医学教育研究室"，其挂靠医院教育处；2015年12月，江苏省卫计委做出《关于同意成立"江苏省临床医学教育研究所"的批复》。作为江苏省临床医学教育研究所的依托单位，医院一直

"按照《教育部、国家卫生计生委等六部门关于医教协同深化临床医学人才培养改革的意见》（教研〔2014〕2号）有关要求，深化"5+3"医学人才培养模式改革，进一步推进专科医师培训与专业博士研究生教育双向接轨试点工作，加强院校教育、毕业后教育和继续教育研究，不断提高医院临床医学人才培养质量和整体素质，为江苏省其他院校和地区临床医学人才培养作出引领示范并提供经验借鉴"[1]。以临床技能训练为核心的"5+3+X"临床医学人才培养体系，即江苏省临床医学教育研究所经过不断探索和反复实践所形成的十分富有成效的临床医学人才培养模式。

1. 以临床技能训练为核心的"5+3+X"临床医学人才培养体系的构建背景

临床医学是一门实践性、技能性很强的学科，这一特性决定了临床医学人才培养必须以临床技能训练为核心。但长期以来，我国临床医学人才的院校培养（尤其是硕士和博士研究生培养）均以学术型为主，重点培养学生的科研思维和科研能力，于是，学生的临床诊疗能力培养则只能依靠卫生部门的在职培养。

2009年，教育部对研究生培养进行重大政策调整，在统招的硕士生中尝试以专业学位模式培养，即由以培养学术型研究生为主转向培养学术型研究生和专业学位研究生并重。尽管如此，目前临床医学人才培养，尤其是临床医学专业学位研究生培养实践中，依然存在"重科研、轻临床"的倾向，出现培养与使用脱节、专业学位层次与临床工作能力不符等问题。我国医学硕士、博士学位分为医学科学学位和医学专业学位两类。设置医学专业学位的目的是提高临床医疗队伍的素质和临床医疗工作水平，以适应社会对高层次临床医师的需要。但由于高

---

[1] 原文引自江苏省卫计委文件（苏卫科教〔2015〕27号）《关于同意成立"江苏省临床医学教育研究所"的批复》。

校绩效评估与考核偏重于科研指标等多种因素的影响，在具体培养过程中，相关政策落实不到位，医学专业学位研究生培养标准向科学学位研究生培养标准靠拢，背离了专业学位设置的初衷，使临床医学专业学位毕业生的临床工作能力难以胜任临床工作岗位的实际需要，其工作后仍然需要进行住院医师规范化培训，存在重复培养的问题，延长了临床医学人才的培养周期。

临床医学专业学位研究生培养与住院医师规范化培训，同处于医学终身教育体系中毕业后医学教育阶段，是临床医学人才培养的两种主要模式，二者间有紧密的联系：从培养目标看，二者均以提高医师的临床医疗工作能力、培养合格的临床医师为目标；从培养方式看，二者均采用临床技能训练为主、理论学习和科研训练为辅的培养方式。既然二者培养目标和培养方式是一致的，为有效解决培养与使用脱节、学位与能力不符等问题以及避免重复培养、缩短临床医学人才培养周期，十分有必要将二者有机衔接，在提高培养对象积极性的同时提高临床教育资源使用效益和效率。基于上述目的，医院于 2009 年率先探索构建"5 + 3 + X"临床医学人才培养体系，以实现两种培养模式的有机衔接。

2. 以临床技能训练为核心的"5 + 3 + X"临床医学人才培养体系

医院（江苏省临床医学教育研究所依托单位）的以临床技能训练为核心的"5 + 3 + X"临床医学人才培养体系，即 5 年临床医学本科教育 + 3 年住院医师规范化培训（临床医学硕士专业学位研究生培养）+ X[①] 年专科医师规范化培训（临床医学博士专业学位研究生培养）。具体来说，在临床医学硕士专业学位研究生培养与住院医师规范化培训接轨实践的基础上，将专业学位研究生招生和住院医师培训招录有机结合，

———————

① X，即 X 年住院医师亚专科培训，并与临床医学博士专业学位研究生培养有机衔接。培养对象进入住院医师亚专科培训基地进行为期 X 年的亚专科培训。不同的亚专科医师执业难易程度的不同，使各亚专科在培训内容、培训要求和培训标准上有所不同，导致培训时间不一致。我们称之为"X"年，一般为 2 年至 4 年，例如普通外科为 2 年，骨科为 3 年，神经外科则为 4 年。

建立严格的选拔机制，把好"入口关"，保证生源质量；将专业学位研究生培养过程与住院医师培训过程有机结合，建立高效的督查机制，把好"过程关"；将专业学位授予标准与临床医师准入标准有机结合，建立竞争和淘汰机制，把好"出口关"，保证培养的权威性。因此，以临床技能训练为核心的"5＋3＋X"临床医学人才培养体系，既有利于提高专业学位研究生临床工作能力，又有利于提高住院医师规范化培训质量，培养合格的临床医师。以临床技能训练为核心的"5＋3＋X"临床医学人才培养体系各阶段课程设置、主要考试及获得证书情况见表3－6。

表3－6 "5＋3＋X"临床医学人才培养体系各阶段课程设置、主要考试及获得证书情况

培养阶段	培养学期/年度	课程设置	主要考试或达到标准	获得证书
5年临床医学本科教育	第1学期、第2～3学期、第4～6学期、第7～10学期、第10学期	通识教育、基础医学教育、临床医学教育、临床通科实习	课程考试、临床技能考试、修完规定课程成绩合格达到学士学位授予标准	临床医学本科毕业证书、医学学士学位证书
3年住院医师规范化培训	第1年至3年、第2年、第3年	普通专科培训	国家执业医师资格考试；住院医师规范化培训阶段考核修完规定课程，成绩合格达到硕士专业学位授予标准	执业医师资格证书、住院医师规范化培训合格证书、临床医学硕士研究生毕业证书、临床医学硕士专业学位证书
X年专科医师规范化培训	第1年至X年、第X年	亚专科培训	专科医师规范化培训阶段考核达到博士专业学位授予标准	专科医师规范化培训合格证书、临床医学博士专业学位证书

3. 实践成效

2009 年，医院作为南京医科大学的附属医院，率先在南京医科大学探索临床医学硕士专业学位研究生培养与住院医师规范化培训接轨工作。2009 级临床（口腔）医学硕士专业学位研究生共 119 人，4 人直博、114 人按期毕业，其中 112 人顺利获得了学位。在自愿报名的基础上，78 人参加了 2012 年江苏省住院医师规范化培训阶段考核，考核分理论考试和临床技能考核两部分。理论考试 69 人合格，合格率为88.5%。理论考试合格者中，68 人参加临床技能考核，45 人合格，合格率为 66.2%。阶段考核合格的 45 人中，有 20 人符合江苏省住院医师规范化培训合格资格认定条件，取得培训合格证书，即 2009 级硕士专业学位研究生在 2012 年毕业时，有 20 人实现了"执业医师资格证书"、"硕士研究生毕业证书"、"硕士专业学位证书"和"住院医师规范化培训合格证书""四证合一"。

2010 年，医院与南京医科大学共同修订了《临床（口腔）医学专业学位研究生培养实施细则》，正式开展临床医学硕士专业学位研究生培养与住院医师规范化培训接轨工作。此次修订的显著特点是，依据国家卫计委（当时称为卫生部）《专科医师培训标准》，增加了临床技能训练时间，特别是增加了轮转科室和轮转时间，如内科临床技能训练时间增加到 27 个月，轮转科室由 3~6 个增加到 12 个，轮转时间由 9 个月增加到 15 个月；外科临床技能训练时间增加到 28 个月，轮转科室由3~6 个增加到 9 个，轮转时间由 9 个月增加到 16 个月。对 2010 级临床（口腔）医学硕士专业学位研究生 221 人、2011 级临床（口腔）医学硕士专业学位研究生 201 人和 2012 级临床（口腔）医学硕士专业学位研究生 279 人全部按照新修订的"培养实施细则"进行培养，强化了临床技能训练，有更多的硕士专业学位研究生在毕业时实现"四证合一"。

此外，医院多年探索成功的以临床技能训练为核心的"5+3+X"临床医学人才培养体系，作为"住院医师规范化培训探索、实践与创新"而荣获 2015 年度中国医院协会"医院科技创新奖"三等奖。

（三）临床技能培训中心

医院临床技能培训中心于 2014 年 8 月顺利建成并投入使用，中心建筑面积为 2418 平方米，拥有各类技训室、教室近 30 间，配备大量培训设备等，显著地改善了临床医学人才技能培训和考核的条件。中心作为培训平台，遵循"资源共享、专管共用、服务社会"的运作模式，积极开展临床医学人才的各项技能培训和考核工作，不仅为住院医师培训、考核提供了适宜的场所和设施，还以临床技能培训中心为依托积极开展各项国际认证工作，进而打造医院医学教育品牌与特色。2014 年 8 月至 2016 年 12 月，临床技能培训中心已培训各类医务人员 20990 人次、2313.5 小时、79937 人时，考核各类医务人员 13317 人次、520 小时、51810.5 人时。

1. 医院依托临床技能培训中心探索客观结构化临床考试方案

江苏省住院医师培训阶段考核分为理论考试和临床技能考试两部分，理论考试采用人机对话网络考试模式，临床技能考试则采用客观结构化临床考试（Objective Structured Clinical Examination，OSCE）。客观结构化临床考试又称多站式临床技能考试，是一种对医生临床工作能力进行评价的考试方法，其最突出的特点和优势是可以对考生临床技术操作进行直接和客观的评价，是欧美国家和地区普遍用于医师职业资格考试和住院医师培训考试的有效手段。医院依托临床技能培训中心所探索的客观结构化临床考试方案如下：

内科、外科、妇产科、儿科、急诊科、神经内科、皮肤性病科、眼科、耳鼻咽喉科、精神科、儿外科、康复医学科、口腔科的客观结构化临床考试方案为 9 个站点，具体安排如下。

第一站：影像学检查判读。根据各专业特点选择相应影像学检查，包括 X 线片、CT 片、MRI 片、超声图、核素显像图等影像资料，利用多媒体演示，同一考试科目的考生同时进行，考试时间为20分钟。评分要点为简要描述、诊断等。

第二站：心电图判读。根据各专业特点选择相应心电图，利用多媒体演示，同一考试科目的考生同时进行，考试时间为20分钟。评分要点为简要描述、诊断等。

第三站：临床检验报告分析。根据各专业特点选择相应临床检验报告，包括临床基础检验、化学检验、免疫学检验、血液学检验、微生物检验等报告，利用多媒体演示，同一考试科目的考生同时进行，考试时间为10分钟。评分要点为简要描述、诊断等。

第四站：病史采集。内科考试病例包括心血管系统病例、呼吸系统病例、消化系统病例、泌尿系统病例、血液系统病例、代谢及内分泌系统病例各1题，考生从中随机抽取1题；外科、妇产科、儿科等考试科目类似，考试病例均为本专科的病例，考生从中随机抽取1题。采用标准化病人模拟接诊，考试时间为15分钟。评分要点为现病史、既往史、沟通技巧等。

第五站：体格检查。考生对病史采集的标准化病人进行体格检查，考试时间为15分钟。评分要点为系统体格检查和专科体格检查。

第六站：回答问题。结合病史采集和体格检查的病例，回答考核专家的提问，考试时间为10分钟。评分要点为临床思维、诊断及依据、鉴别诊断、治疗方案等。

第七站：书写病历。结合病史采集和体格检查的病例，书写一份首次病程记录，考试时间为20分钟。评分要点为诊断及依据、鉴别诊断、治疗方案等。

第八站：病例分析。根据所给的病例，解答所提问题，考试方式为笔试，考试时间为20分钟，同一考试科目的考生同时进行。评分要点为诊断及依据、鉴别诊断、治疗方案等。

第九站：基本技能操作。根据各专业特点选择相应技能操作，如内科考生从胸穿、腹穿、腰穿、心肺复苏等中随机抽取1项；外科考生从消毒铺巾、切开缝合、换药等中随机抽取1项；妇产科考生从妇科检查、产科四步触诊、正常分娩接生、消毒铺巾等中随机抽取1项。采用模拟人、模型和器械考核，考试时间为20分钟。评分要点为术前准备、无菌观念、操作程序、熟练程度、术后处理等。

2. 依托临床技能培训中心积极开展国际认证工作

另外，以临床技能培训中心为依托，医院大力推进临床医学人才技能培训的标准化、规范化体系建设，积极申报各项国际认证。

（1）普通外科、泌尿外科于2011年通过英国爱丁堡皇家外科学院与香港外科医学院联合认证，成为大陆地区第九家"普通外科专科医师培训基地"、第三家"泌尿外科专科医师培训基地"，并不断派出优秀住院医师参加其会员考试，取得了十分骄人的成绩，标志着医院医师培训逐渐走向国际化。

（2）2014年，临床技能培训中心的腔镜培训中心及其开展的结直肠术式课程通过了英国爱丁堡皇家外科学院的培训中心和课程体系认证，成为国内第三家获此殊荣的医院。

（3）2015年7月，医院通过美国心脏协会（AHA）基础生命支持、高级生命支持培训的国际认证，正式成为美国心脏协会培训中心：

2014年起，教育处开始筹备申报美国心脏协会（AHA）基础生命支持、高级生命支持培训的国际认证，并提交了医院申报AHA培训中心的申请。在培训设备、培训场地等硬件条件准备完毕后，经急诊科、ICU等临床科室推荐，于2014年12月选送医院6名骨干医师前往上海东方参加AHA导师培训，6人均顺利通过导师资格考核。同时取得了上海东方医院开展 AHA 培训两年多以来的最好成绩（1 个 100 分，5 个 98 分），受到了上海同行的好评。

2015 年 1 月 6 日，医院与美国心脏协会（AHA）签署了合作备忘录；4 月 16 日 –19 日，医院成功举办首次 AHA 生命支持培训班，并通过了 AHA 组织派出的主任导师进行的现场督导；7 月 25 日，成功获得美国心脏协会授牌，至此正式成为挂牌的 AHA 培训中心。

开展培训两年来，在院领导的关心、支持下，教育处和 6 位 AHA 导师紧密配合，积极开展培训，并按 AHA 标准严格把关，至今已累计举办培训班 40 期，培训学员 425 人，培训的质与量全部达到 AHA 标准要求，培训工作同时得到了受培学员的一致称赞。

（4）2015 年 12 月，胰腺术式课程开始申报英国爱丁堡皇家外科学院（RCS）认证，经 RCS 英方专家组织的评审及答辩，2016 年 3 月胰腺术式认证正式通过，填补了国内该领域空白：

为了推进腹腔镜技能培训的标准化、规范化体系建设和巩固医院在腹腔镜培训业界的国内领先地位，教育处对胰腺术式课程申报英国爱丁堡皇家外科学院（RCS）的认证给予积极支持。经过前期的认真筹备和相关人员的共同努力，2015 年 12 月 10 日，医院普外科苗毅教授、陆子鹏医师携带申报材料，前往杭州接受了 RCS 英方专家组织的评审及答辩，英方专家对医院开展的腹腔镜胰腺术式培训给予了好评，认证在评审现场初步通过。2016 年 3 月 6 日，英方发函通知医院：腹腔镜胰腺术式课程正式通过英国爱丁堡皇家外科学院认证。上述申报工作是国内首次向 RCS 组织申报胰腺术式认证，此前国内仅有华西医院、广医附院两家单位在 2014 年通过了腔镜结直肠术式、胃术式、肺术式等少数几个项目的 RCS

认证，从未有单位申报过胰腺术式，故医院此次通过胰腺术式 RCS 认证填补了国内该领域空白。

（四）其他平台

继续医学教育项目是医院职工学习新理论、新知识、新技术、新方法的重要途径。除了上述平台外，医院在多年力行"科教兴院、品牌立院"发展理念的摸索过程中，逐渐意识到实施品牌化发展战略在医院继续医学教育工作中发挥的重要作用，因此，医院积极推进继续医学教育项目品牌化建设。截至目前，除了上述已介绍的针对医院管理人才培养而成立和发展的"医院管理学校"和"青年管理沙龙"品牌外，针对医院临床医学人才还开发了"金陵临床医学高层论坛"、"住院医师大讲堂"及"英语病例讨论"等继续医学教育品牌。

1. 金陵临床医学高层论坛

为进一步落实医院品牌化战略，实施继续医学教育项目品牌化策略，医院以国家级、省级继续医学教育学习班为抓手，鼓励已有较好工作基础和积累的项目同时以"金陵临床医学高层论坛"的名称申报（如"金陵肿瘤学高层论坛"），以树立医院教育品牌，扩大学科影响力。医院为了提升"金陵临床医学高层论坛"继续医学教育项目的质量与层次，一方面，对项目申报设定了严格要求，即项目负责人应具有正高级专业技术职务、实际注册到会人数 120 人以上、外省到会人数40 人以上、须由省外或国外知名专家授课；另一方面，通过严格遴选，甄选出优秀项目来举办品牌化"金陵临床医学高层论坛"系列活动。

2010 年以来，以"金陵临床医学高层论坛"形式举办的继续医学教育项目共 123 项次，该论坛已成为医院职工教育培训的学术品牌。值得一提的是，"金陵康复医学高层论坛""金陵淋巴肿瘤论坛""金陵肿瘤学高层论坛""金陵胎儿医学高层论坛""金陵结直肠疾病高层论坛""金陵医院感染管理高层论坛""金陵高层次人才论坛"等继续教育项目，经过近几年的不断积累，学术品牌逐渐得到业内同行的认可，在为医院赢得声誉的同时亦提高了医院在国内乃至国际上的学术影响力。表3-7描述了2016年金陵临床医学高层论坛项目基本情况。

表3-7 2016年金陵临床医学高层论坛项目一览

序号	项目名称	学科/科室
1	金陵康复医学高层论坛——康复治疗创新思维	康复医学
2	金陵肿瘤学论坛：关注肿瘤全程管理	肿瘤学
3	金陵淋巴肿瘤论坛暨国家级继续教育学习班	血液
4	颅内肿瘤基础和临床研究新进展（金陵神经肿瘤国际论坛）	神经外科
5	肿瘤转化医学研究国际论坛暨金陵肿瘤学高峰论坛	肿瘤学
6	金陵高层次人才论坛——公立医院改革与高层次医学人才队伍建设	管理
7	金陵血液论坛暨国家级继续教育学习班	血液
8	金陵内分泌代谢病临床技术进展	内分泌
9	中枢神经系统感染及脑脊液细胞学金陵国际论坛	神经内科
10	金陵关节置换新技术高层论坛	骨科
11	金陵创伤骨科学高层论坛——围关节骨折诊疗研讨班	骨科
12	金陵肥胖及代谢疾病手术治疗高峰论坛	普外科——胃外科
13	金陵乳腺癌诊治规范及新进展高峰论坛	普外科——乳腺病科
14	第四届金陵胃肠疾病诊治进展高峰论坛	普外科——胃外科
15	金陵关节镜新技术高层论坛	骨科
16	金陵青光眼高层论坛	眼科
17	金陵乳腺癌高峰论坛（暨乳腺诊断病理学习班）	病理学
18	金陵医院感染管理高层论坛	管理学
19	金陵血管外科疾病诊治高峰论坛	普外科-血管外科
20	金陵结直肠疾病高层论坛	普外科-结直肠
21	金陵胎儿医学高层论坛——胎儿疾病临床诊疗新技术新理论学习班	产科

序号	项目名称	学科/科室
22	血管性疾病介入治疗进展暨金陵血管性疾病高层论坛	放射介入
23	金陵手术室护理进展高层论坛	护理
24	肺癌多学科诊疗进展暨金陵肿瘤学高层论坛	肿瘤学

2. 住院医师大讲堂

为进一步加强住院医师综合素质教育、提高住院医师培训质量和培养合格的临床医生，医院开设"住院医师大讲堂"。大讲堂采取系列讲座形式，内容涉及医学人文知识、医学公共知识、疾病规范诊疗及进展等方面。具体培训内容的选择与住院医师规范化培训中发现的问题紧密结合，做到有的放矢，提高了培训效果。授课老师以医院自身的临床一线医师为主，同时也会邀请国内外知名专家、教授来院讲学。自2013 年 11 月开讲以来至 2016 年 12 月，已成功举办 29 讲。住院医师大讲堂 29 讲主题如表 3 - 8 所示。

表 3 - 8　2013 年 11 月至 2016 年 12 月住院医师大讲堂主题一览

序号	日期	主题
1	2013 年 11 月 27 日	第一讲：合格临床医师之浅见（主讲：占伊扬）
2	2013 年 12 月 17 日	第二讲：全国抗菌药物合理应用
3	2013 年 12 月 25 日	第三讲：在指南和实践指导下规范抗菌药物使用；重视细菌耐药性，加强无菌体液标本送检
4	2014 年 1 月 21 日	第四讲：普通外科常见病多发病的诊断治疗与变迁（主讲：华一兵）
5	2014 年 2 月 27 日	第五讲：常见心电图解读（主讲：周蕾）
6	2014 年 3 月 27 日	第六讲：如何阅读影像图片 1（主讲：刘希胜）
7	2014 年 4 月 9 日	第七讲：病历书写规范（主讲：叶葵）
8	2014 年 5 月 14 日	第八讲：如何阅读影像图片 2（主讲：刘希胜）
9	2014 年 5 月 27 日	第九讲：报告与处理 SAE 及非预期事件

序号	日期	主题
10	2014 年 7 月 9 日	第十讲：血糖监测管理项目培训
11	2014 年 6 月 25 日	第十一讲：医学、科学与伦理——临床研究受试者权益保护
12	2014 年 7 月 23 日	第十二讲：针灸的魅力与临床优势（主讲：王茵萍）
13	2014 年 8 月 25 日	第十三讲：临床医学研究的伦理学思考（主讲：赵俊）
14	2014 年 8 月 29 日	第十四讲：美国住院医师培训机制
15	2015 年 5 月 9 日	第十五讲：医学与科学（主讲：樊代明）
16	2015 年 5 月 20 日	第十六讲：医患沟通技巧的要素与艺术（主讲：王勇）
17	2015 年 6 月 24 日	第十七讲：临床研究与受试者保护（主讲：赵俊）
18	2015 年 7 月 2 日	第十八讲：内镜在外科领域中的运用进展（主讲：范志宁）
19	2015 年 7 月 22 日	第十九讲：符合伦理的研究以及递交伦理要求（主讲：张馥敏）
20	2015 年 9 月 9 日	第二十讲：SAE 与非预期事件的报告处理与 COI 报告、利益冲突管理（主讲：汪秀琴）
21	2015 年 11 月 9 日	第二十一讲：抑郁、压力、BURN——OUT 和创伤后应激障碍（PTSD）（主讲：Dr. Patrick Lemoine 医学博士）
22	2016 年 1 月 4 日	第二十二讲：心电成像及常见心电图解读（主讲：周蕾）
23	2016 年 1 月 26 日	第二十三讲：如何做一名合格的住院医师（主讲：徐泽宽）
24	2016 年 2 月 25 日	第二十四讲：常见心电图的解读（主讲：刘希胜）
25	2016 年 5 月 4 日	第二十五讲：医院医保政策解读与思考（主讲：占伊扬）
26	2016 年 6 月 23 日	第二十六讲：如何提高临床思维（主讲：徐顺福）
27	2016 年 8 月 3 日	第二十七讲：严格执行医疗核心制度，有效保障医疗安全（主讲：王启辉）
28	2016 年 11 月 24 日	第二十八讲：常见心理问题的识别及处理（主讲：李勇）
29	2016 年 12 月 9 日	第二十九讲：外周血细胞数值、细胞形态变化的临床意义（主讲：张建富）

医院"住院医师大讲堂"第一讲内容简介如下。

医院"住院医师大讲堂"第一讲

2013 年 11 月 27 日，医院"住院医师大讲堂"系列讲座在门诊 18 楼会议室正式开讲啦！

随着医院住院医师培训工作的日益规范，为进一步丰富住院医师培训的内涵，我们开办了此"大讲堂"，其目的是加强住院医师的综合素质教育，提高住院医师培训质量，培养合格的临床医生。

"大讲堂"采取公开授课形式，内容将涉及医学人文知识、医学公共知识、疾病规范诊疗及进展等方面。计划每月举办 1 至 2 次，每次一个半小时，时间相对固定安排在周三下午 4 点到 5 点半。授课老师以医院临床一线医师为主，同时也会邀请国内外知名专家教授来院讲学。

"大讲堂"第一讲邀请了医院占伊扬教授作题为"合格临床医师之浅见"的精彩讲座，占教授从自身 28 年的从医感悟出发，深入浅出地向来自全院共 160 余名住院医师、进修生、临床专业学位研究生讲授了怎样成为一名合格的临床医师。占教授将合格临床医师的标准言简意赅地概括为 12 个字："德术并举、同道认可、病人欢迎"，并从临床医师的职业道德、知识结构、与患者沟通能力、仪表风度等方面入题，结合大量自身的真实经历，以案论道，寓道于案，充分展现了一名合格临床医师应具备各项基本素质及能力。占教授还强调学习的重要性，在工作中需要不断向在身边的"好老师"学习，汲取宝贵经验，积累人生"财富"，在医疗、教学、科研"三位一体"的模式中，锻炼自己的临床思维，逐步将自己培养为一名合格的临床医师。

3. 英语病例讨论

在医院科室业务学习中，常态化的病例讨论已是国内许多医院职工主要的继续医学教育平台。伴随着医院近年来公派出国的临床医学人才越来越多，一部分学科目前已将常态化的病例讨论与英语学习相结合；医院教育处及时洞察到这一态势，大力倡导成熟科室开展英语病例讨论、其他科室观摩学习；教育处的这一举措受到了公派出国（境）回来的临床医学人才的欢迎，他们成为各个科室开展英语病例讨论的主力军。此外，近年来，医院亦十分鼓励职工申请江苏省邀请来访项目，以促进各科室邀请国外优秀临床专家来院讲解疑难病例。因此，英语病例讨论已逐渐形成了医院职工继续医学教育新品牌。

三 国内培养与国际交流合作相衔接的开放式人才培养体系

高水平的国际交流平台和对外交流合作长效机制是保证医学人才培养成效的重要保证。多年来，医院一直为职工争取更多高层次的医学人才培养机会和渠道，推进与国外高水平医疗机构开展合作交流，在搭建医院医学人才公派留学合作平台的基础上形成目前的国内培养与国际交流合作相衔接的开放式人才培养体系。

（1）医院整体层面的国际交流与合作。截至目前，医院已与澳大利亚维多利亚州费尔菲尔德医院、加拿大多伦多市西奈山医院、日本名古屋第二红十字医院等多家医院建立了友好交流合作关系；与韩国首尔峨山医院和台湾林口长庚医院签订人才培养合作协议，并定期选派临床医务人员和行政管理人员开展研修。

（2）学科层面的国际交流与合作。医院鼓励和支持医院各学科与国内外的优势学科有针对性地开展长期、务实的合作，以实现完成项目、培养人才、发展学科的目的。比如，医院放射科与韩国首尔峨山医院放射科多年来保持长期交流合作，已派出包括放射科主任在内多人赴韩国首尔峨山医院研修交流，并多次邀请对方来院交流讲学；医院心血管内科与美国哈佛大学医学院 Anthony Rosenzweig 实验室、美国 UCLA 心律失常中心、洛杉矶 Cedars – Sinai 心脏研究院、梅奥医学中心、爱因斯坦医学院等均建立了长期合作关系。

"十二五"规划期间，医院共计派出公派出国（境）留学 254 人次，其中，政府渠道 181 人次，占 71.26%，医院自筹经费公派 73 人次，占 28.74%。一大批临床、护理和管理人员获得资助，有机会学习国（境）外先进的临床、科研和管理经验，开阔了眼界，对医院人才培养工作起到极大的推动作用。此外，这期间医院共接待上述友好医院来访 186 人次，派出国际交流 138 人次，极大地推动了医院的学科建设，提高了医院综合管理水平。

第四章

江苏省人民医院的薪酬制度的设计实践

医务人员薪酬制度的改革一直以来都是研究的热点,薪酬制度是否合理直接影响到医务工作者的服务实践和行为。公立医院是我国医疗服务体系中的主力军,其薪酬制度的改革可以说是我国医疗卫生体制改革中需要解决的关键问题之一,也是改革的重点和难点问题之一。公立医院属于差额补助事业单位,其薪酬制度的制定和管理受到国家政策的约束。医院作为江苏省公立医疗服务机构的排头兵,在遵守国家对于事业单位薪酬政策规定的前提下,积极探索适合本医院的创新之路。经过不懈的探索和努力,医院的薪酬制度改革已经取得了良好的阶段性成果,服务于医院的整体战略,为医院跨越式发展提供了积极有力的政策支撑。

第一节　医院薪酬管理概述

一　薪酬的概念

最早的薪酬的概念是狭义薪酬的概念,即付给劳动者的货币形式的报酬,也称为工资。随着科学的发展、社会的进步,薪酬的范围不断延伸，形成了一个全面薪酬概念。

全面薪酬不但包括员工从组织获得的工资、奖金、津贴、福利等可以用货币来衡量的外在形式的薪酬，而且包括员工从组织获得的个人成长机会、职业发展环境、良好的培训指导、较高的社会地位等无法用货币来衡量的内在形式的薪酬（见图4-1）。

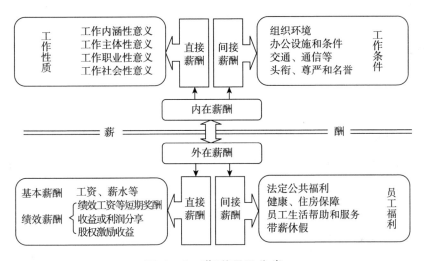

图4-1　薪酬项目分类

本章将从外在薪酬的角度分析公立医院医务人员的收入待遇。因此将薪酬的概念界定为"雇员因提供劳动从雇主处获得的货币性报酬"，具体即工资、奖金、津贴、社会福利费、社会保障等。

二　薪酬相关理论

（一）人力资本理论

人力资本理论把人力看作一种可以带来利润的可计量资本，它的价值取决于其内含的知识、技能、经验以及健康等在劳动力市场上所能够得到的报酬数量。因此，对人力资本的投资，包括一切能够提高劳动者的知识、技能、经验、健康水平以及既定人力资本储备利用效率的经济行为或相关开支。因此，医务人员获得较高的工资性报酬，以与其前期的教育投资相匹配，是理所应当的。

（二）补偿性工资差别理论

亚当·斯密指出，凡是涉及工作环境差，神经紧张，风险责任大，缺乏自主性，需要经常加班或者工作地点不方便、稳定性差等情况，都在某种程度上需要提供补偿性工资，以平衡由此原因导致的对工作的厌恶情绪。因此，医务人员薪酬问题如果不能有效解决，就将出现过度医疗、恶化医患关系、医疗红包等问题。

（三）劳动力市场供求均衡工资论

在劳动力市场上，若其他条件相同，则市场工资率越高，劳动力需求量越少，但是劳动力供给反而越多；反之，市场工资率越低，劳动力需求量越大，劳动力供给却越少。劳动力市场均衡的意义主要表现在三个方面：第一，使劳动力资源得到最优分配；第二，同质的劳动力获得同样的工资；第三，使经济社会实现充分就业。当前，我国医务人员尤其是高水平医务人员数量缺口较大，必然要求此类劳动力市场提供较高的工资率水平，方能吸引大量劳动力进入该市场。

（四）公平理论

美国管理心理学家、行为科学家斯塔西·亚当斯提出公平理论，主要观点包括：第一，职工对报酬的满足程度是一个社会比较的过程；第二，一个人对自己的工作报酬是否满足，不仅受到报酬的绝对值的影响，而且受到报酬的相对值的影响；第三，只有产生公平感才会心情舒畅、努力工作，而在产生不公平感时会满腔怨气，大发牢骚，甚至放弃工作，破坏生产。所以，应用公平理论设计医务人员的薪酬制度，须具有三种公平的表现形式：第一，内部公平，即薪酬政策的内部一致性，指职位与职位间的等级必须保持相对公平；第二，外部公平，即医务人员整体薪酬水平必须充分考虑劳动力市场的整体薪酬水平和薪酬趋势；第三，个人公平，即医务人员薪酬的一部分应该与组织、部门或个人绩效结合起来。

三 公立医院薪酬分配要素分析

医务人员的特殊性要求医院薪酬分配设计中应考虑教育成本、工作复杂性等因素，充分体现医务人员知识、技术、劳动等要素价值。

（一）心理压力

"健康所系、性命相托"赋予医务人员强烈的荣誉感和使命感，也寄予了太多的责任和希望。医务人员的服务对象是病患，天职是救死扶伤，服务结果直接关乎人的生命和健康，责任重大；同时经常面对高强度、高难度的医疗活动，心理压力大。公平、合理的薪酬制度不仅是对医务人员社会价值的肯定，从而提高医务人员的社会经济地位，还直接影响医务人员医疗服务过程，进而提高医疗服务质量和患者满意度。

（二）教育成本

由于医疗服务具有高技术性，医院对医务人员的医学专业知识、职业道德、临床技能等要求很高，规定医务人员必须经过严格的专业医学教育和临床训练。按照我国目前推行的执业医师规范化培训制度，一名医生正式进入工作岗位至少要"5+3"年的时间，而当前各级公立医院对优秀人才的需求，促使很多医学生通过考取硕士、博士获取职业竞争优势，这就需要更长的在校培养时间。培养周期长直接导致医务人员有效工作时间相对较短，获得薪酬的时间相对有限，影响职业生涯总收入。此外，医疗卫生行业准入门槛高，医生、护士只有通过资格考试准入后，才能申请执业注册，之后每两年还要进行考核，合格方能继续执业。医务人员高教育资本投入也决定了医务人员对于薪酬制度外部公平的敏感性，因此公立医院在薪酬设计时应考虑医务人员的投资成本，一方面是适当提高医务人员的总体薪酬水平，提高市场价值和社会认可度，引导潜在人员从事医疗卫生工作；另一方面是在不同岗位之间形成分配级差，对高教育成本岗位人员有所偏重。

（三）技能积累

人类疾病的复杂性决定了医疗卫生行业专业性、个体化的特征。医疗行业的专业性要求医务人员首先需要在医学院校接受系统的专业医学知识，体现高智能活动；其次，疾病表现的个体化、疾病发展的不确定性要求医务人员应根据个体疾病特点随机施治，这就需要医务人员有较多的临床经验积累，并不断学习更新医学知识和技术。因此，较多的工作积累和较高的实践技能在医疗活动中起到重要的作用，医务人员往往也会倾向于根据其工作经历和实践技能来比较相对报酬的高低。调查显示，随着工作年限的增加，医务人员薪酬满意度逐渐降低。因此，在公立医院的薪酬设计中应将医务人员的知识能力、实践技能纳入考虑因素，这不仅有利于医务人员积极提高自己的实践技能，还能够留住医院的骨干人才，提高医院的市场竞争力。

（四）服务复杂性

随着医学模式的转变，疾病谱和死因谱的改变，医务人员既要对种类繁多的疾病提供完善的服务规范，又要对每一个个体随机救治，医疗技术难度不断增强。而医务人员在拥有精良的医术的同时，还要对病人进行人文关怀，医疗信息的不对称、患方的期望值较高及患方对医疗过程的高度敏感性要求医务人员在进行正规诊疗的同时，及时与患方沟通，帮助其了解病情发展情况和诊疗方案，防止因沟通、态度不当引起矛盾。因此，在绩效考核的过程中，应对医务人员诊疗技术难度、诊疗过程复杂程度、服务质量、服务态度等进行综合评估，体现其技术、劳动价值，以进一步促进医务人员不断提高医疗服务质量。

（五）劳动强度

公立医院作为我国医疗卫生体系的主体，承担为人民群众提供医疗服务的社会职责，而我国医疗队伍的现状难以满足人民日益增长的医疗服务需求，直接导致我国医务人员的普遍劳动时间过长；同时大型公立医院往往病患集中，医务人员经常加班，工作强度大。医疗行业的及时性和紧急性要求医务人员在面对病患时，不管外界环境如何，都必须立刻投身到医疗工作中去。时间就是金钱，目前市场上的薪酬水平一般是针对每周 40 小时工作制的标准，而医务人员超时工作多，应建立适应公立医院医务人员工作性质的薪酬分配制度；长时间处于高强度工作容易引发医务人员的健康问题，薪酬分配时应考虑对医务人员健康做适当补偿。

（六）职业安全

医疗服务场所和服务对象的特殊性使医务人员长期暴露在较高的风险中，主要表现在两个方面：一是医疗环境对医务人员的身体损害风险高，医务人员在医疗服务的过程中长期暴露在有毒、有害、有疾病传染危险的环境中，很可能对医务人员的身体造成损害；二是服务对象的特殊性使医务人员执业风险高，当前伤医事件频发，加之少数媒体的恶意渲染，导致医患关系日趋紧张，医务人员在医疗纠纷中极易处于舆论弱势并受到不合理的伤害。因此，面对如此高风险的医疗环境，稳步提高公立医院薪酬不仅是对医务人员风险的补偿，还能吸引潜在人才从事医疗行业，不断为医疗队伍注入新鲜血液。

第二节　医院薪酬制度面临的环境

一　医院薪酬制度变革的轨迹

医院薪酬制度创新并非推倒重来，而是薪酬制度在实施过程中的不断优化。因此回溯医院薪酬制度变革的历史，对于我们了解医院薪酬制度的历史约束，理解现在的薪酬制度都十分必要。医院在上级部门政策的指导下，抓住每次事业单位工资制度改革的契机，进行了三次变革。

(一) 结构工资制

1985 年，医院薪酬制度改革的主要内容包括以下几个方面。①建立以职务工资为主要内容的结构工资制，它由基础工资、职务工资、工龄津贴、奖励工资四个不同职能的部分组成。其中职务工资是根据员工职务的高低、责任的大小和专业技术水平的等级来确定的；工龄津贴是根据员工的工作年龄确定的；奖励工资方面增加了奖金部分，打破了平均主义、"大锅饭"，按贡献大小发放。②通过建立晋级增资制度，让医护人员的工资水平能够根据国民经济的发展而进行调整，体现"劳酬结合、职级相符"。③建立了分级管理的制度，同时对附加工资、保留工资从套改工资增加的部分中予以抵消。④根据卫生事业单位的特点，首次提出"双肩挑"人员的工资规定，即专业技术人员如果兼任管理职务，若技术职务工资高于管理职务工资时，则在任职期间，可执行技术职务工资标准。⑤提出了要逐步实行聘用制，即根据医护人员所聘任的职务给予相应的工资。⑥建立了晋级增资制度，根据国家和政府的规定，结合医院自身的情况，合理安排工资增长指标。

本轮改革的核心是确立了医院以职务工资为主要内容的结构工资制，工资较好地体现了职务高低和职责大小的差异，以初步建立正常的增资制度，这在一定程度上调动了医护人员的工作积极性。

(二) 专业技术职务等级工资制

在中国共产党第十四次代表大会上，指出要"加快工资制度改革，逐步建立起符合企业、事业单位和机关各自特点的工资制度与正常的工资增长机制"。医院在国家政策方针的指导下，进行了第二次大规模的薪酬制度改革。本次改革的主要内容如下。①改革结构工资制，将管理人员和专业技术人员进行区分，其中管理人员实行职员职务等级工资制，专业技术人员实行专业技术职务等级工资制，工勤人员（技术工和普通工）分别实行技术等级工资制和等级工资制。②根据卫生事业单位特点，设立了领导职务津贴、防检津贴、临床津贴、岗位目标管理津贴、工人作业津贴等项目。另经上级部门批准，设特殊岗位津贴。③工资增长方式分为正常晋升工资档次和定期调整标准两种，主要依据经济的发展情况和生活费用价格指数的变动程度确定。④引入竞争激励机制，开始实行年度考核。对考核结果合格以上的员工，年终增发一个月的工资作为一次性奖励。并且在考核的基础上，实行正常的增资制度。连续两年考核结果为合格的人员，可以晋升一个职务工资档次。对于工作特别突出，考核结果为优秀的员工，允许其越级晋升。⑤科室收支结余作为奖金提成基础，按一定的提成比例计算各科室的奖金，将员工收入与医院经济效益联系在一起，调动了工作人员的积极性。

（三）岗位绩效工资制

2006年，党中央、国务院决定进一步改革和完善事业单位工作人员收入分配制度，在《事业单位工作人员收入分配制度改革方案》中明确提出了所有事业单位均实行"岗位绩效工资制度"。医院响应国家号召，再次进行了薪酬制度改革。本次改革的主要内容如下。①执行岗位绩效工资制度，其由基本工资、绩效工资和津补贴三部分构成。岗位绩效工资制以工作岗位为付薪依据，根据岗位技术含量、责任大小、劳动强度和环境优劣确定岗位等级和工资单元。在此基础上实行绩效工资，将医务人员的医疗技术、学术水平、任职能力及实际贡献结合起来，以社会效益和经济效益作为重要参考指标，进行综合考核。以奖励性绩效部分作为杠杆，调动医务人员的积极性，高质高效完成工作任务。②实行分级分类管理。医院将工作岗位分为管理岗位、专业技术岗位和工勤岗位三类。管理岗位分为10个等级，专业技术岗位分为13个等级，工勤岗位分为5个技术工岗位和1个普通工岗位。③全面推行岗位聘用制。在岗位设置的总量内，竞聘上岗，根据聘任岗位给予相应的薪酬待遇。④清理规范各类津贴补贴，开始实行绩效工资。在国家绩效工资总量控制的范围内，增加奖励性绩效工资发放的主动权。

二　医院岗位绩效工资制实施中存在的问题

自 2006 年后医院实行岗位绩效工资制，在制度实施的过程中，不断地根据自身实际情况进行调整和优化。在实施过程中，还存在一些困难和制约因素。主要表现在以下几个方面。

（一）编制管理与岗位管理的矛盾日益突出

岗位绩效工资制度建立的基础是岗位管理，其改革的重点在于推行全员聘用制和岗位管理制度，从而实现用人机制从身份管理向岗位管理的转变。将用人权限下放到用人单位，通过绩效考核建立能进能出，岗位能上能下，充满活力的用人机制。但是编制调整的滞后与医院的发展不协调，导致编制不足。为满足医院发展要求，医院采用了编制外用工来解决现实的需求。目前编外人员不仅在数量上超过编制内人员，而且编外人员的主体也逐渐由以原来的工勤人员等辅助职位人员为主体，转向了现在以医疗专业技术人员为主体。岗位数量远远超过核定的编制数量是公立医院普遍存在的问题。

编制外职工与编制内职工承担同样的工作任务，身份却不同，造成了新的身份歧视。比如编制外职工的薪酬问题、专业技术职务评定问题、福利问题等。在岗位绩效工资改革的过程中，因为编制管理和岗位管理的冲突已经产生许多问题和矛盾。一些管理政策仅针对编制内在职职工，而编制外在职职工无法适用。编制内职工享受政策内的工资和津补贴，对编制外职工则"另起炉灶"，设立较低水平的工资级别制度或直接参照编制内标准但按照不同比例执行，工资水平总体上与编制内职工的工资水平存在或多或少的差距。另外在社会保障体系上，编制内在职职工参加机关事业单位养老保险，而编制外在职职工则参加城镇职工社会保险，机关事业单位养老保险基金和城镇职工社保基金分别统筹，实际上是双轨制，且统筹标准不一，享受的待遇也不同，同样是参加养老保险，事业编制内职工和编制外职工享受的待遇相差很大，部分福利待遇编制外职工根本无法享受，造成了同工不同酬不同保险。因此解决同工不同酬不同保险成为岗位绩效工资制实施中迫切需要解决的问题。

近期国家再次推动医疗卫生系统的薪酬制度改革，本次改革的重点就是逐步破除编制管理的限制。2015 年 5 月北京市发布的《关于创新事业单位管理加快分类推进事业单位改革的意见》中明确提出，对现有公立医院逐步创造条件，保留其事业单位性质，探索不再纳入编制管理。对现有编内人员实行实名统计，随自然减员逐步收回编制。2016 年 1 月，人社部相关负责人强调，2016 年将重点研究编制创新改革，特别是公立医院逐步退出编制管理，实行全员合同聘任制，医院将正式进行市场管理。

2017 年 1 月，经国务院同意，人社部、财政部、国家卫计委、国家中医药管理局印发了《关于开展公立医院薪酬制度改革试点工作的指导意见》，通过建立公立医院薪酬水平的动态调整机制，以稳步提高医务人员薪酬水平，公立医院应在核定的薪酬总量内进行自主分配，避免"大锅饭"。改革试点工作在全国 11 个综合医改试点省份开展，江苏省位列医改的先行省份。近几年来医院积极推进员工同工同酬，已经取得良好的效果。

（二）财政拨款有限，制约岗位绩效工资制度的落实

医院作为公立医院，资金仍需要国家财政支持。但是财政拨款有限，且拨款并不能全部用于绩效工资的发放。因此，医院就必须开源节流，依靠自己的力量发放绩效工资。同工同酬问题的解决从根本上来说，也并不是一纸政策，背后必须有医院强大的财力支持。因此可以说医院的财力状况直接影响岗位绩效工资制度和同工同酬的实现。

从 2011 年开始，医院推行国家统一序列的"平价药"，对收入构成比例也做出了严格规定，药占比不得突破规定的标准，以改变"以

药养医"的管理模式,这使医院失去了一个重要的收入来源。

(三) 岗位管理体系还不完善

岗位绩效工资制度分配的基础是岗位,但是医院并没有对岗位进行科学的分析和评价,对于不同岗位的相对价值没有统一的评价标准。导致在评价岗位系数时,其有可能就是领导的主观判断,有可能是根据科室收入情况进行调整,从而使薪酬在内部分配中的公平性和激励性都受到影响。

(四) 绩效考核体系不健全

岗位绩效工资中固定部分根据岗位确定,灵活部分依据绩效考核的结果发放。但是医院的考核体系并不健全。主要表现在三个方面。一是考核指标设计不够科学。医院是公益性机构,考核指标在设计中要兼顾公平与效率。考核指标既不能以偏概全,导致职工的趋利主义,又不能面面俱到,重点不突出。二是考核落实不到位。虽然考核有了,但是在实施中往往浮于表面,受到各种因素的影响,考核结果往往"中庸",并没有把好与坏区分开来。薪酬与绩效关联不足造成分配不公。在院科两级负责分配制下,医院给科室足够的分配自主权,但是部分科室未做好二次分配,仍存在"大锅饭"现象。三是缺乏绩效反馈机制。根据考核流程,考核结果往往仅仅用于员工奖惩,而忽视了向被考核者反馈考核信息。在此背景下,医院绩效考核制度也不断在摸索中前进。本书第五章详细介绍了近几年医院在绩效考核建设中的探索。

针对上述问题,医院在政策范围内,对薪酬制度进行了积极的优化探索,主要表现在规范了岗位设置和聘用制度、逐步调整完善薪酬结构、优化奖励性绩效工资发放办法、推进同工同酬,在福利建设中,不仅完善经济型福利,还推动非经济型福利的建设。后文就对医院薪酬制度的实践和创新进行了详细的介绍。

第三节　医院岗位设置与聘用制度

岗位绩效工资制度推行的基础是科学的岗位设置和公平公正的聘用制度。为加快推进聘用制度和岗位管理制度，医院实现人事管理的科学化、规范化和制度化，在充分调研的基础上，以国家、省相关文件为依据，制定了《江苏省人民医院岗位设置方案》和《江苏省人民医院岗位聘用实施方案》，为岗位绩效工资制度的实施奠定基础。

一　岗位设置的指导思想和基本原则

（一）指导思想

通过建立岗位管理制度和人员聘用制度，创新管理体制，转换用人机制，整合人才资源，凝聚优秀人才，实现由身份管理向岗位管理的转变，由固定用人向合同用人的转变，调动医院各类人员的积极性和创造性，促进医疗卫生事业的发展。

（二）基本原则

1. 按需设岗，优化结构

从医院的定位和目标出发，根据医疗、科研、教学和学科建设，学术梯队配备、用人效益等实际需要，兼顾各类人员结构现状，优化结构比例，合理配置。

2. 总量控制，动态管理

根据江苏省卫计委的指导意见，结合医院实际需要确定岗位总量，并按照规定的岗位比例结构标准，设置各级各类岗位，岗位数量一经核定，保持基本稳定，并根据医院的发展实行动态管理。

3. 保证重点，兼顾一般

岗位设置要适当向重点学科倾斜，同时兼顾一般学科的需要，要有利于学科的建设和发展，有利于调动职工的积极性。

4. 按岗聘任，规范管理

以岗位设置为基础，深化用人制度改革，完善因事设岗、按岗用人、按岗定酬的制度，实行岗变薪变，把人员待遇和岗位职责、贡献大小结合起来。

（三）适用范围

管理人员、专业技术人员和工勤技能人员均纳入岗位设置管理。

二　岗位等级、类别和总量

（一）岗位的类别和等级

医院将岗位分为管理岗位、专业技术岗位和工勤技能岗位三种类别。岗位的设置目标、界定和级别见表4－1。

表4－1　医院岗位设置

岗位类别		设置目标	岗位界定	岗位级别
管理岗位	—	适应并增强医院运转效能、提高工作效率、提升管理水平	承担领导职责或管理职能的工作岗位	由低到高，从十级到四级，共7个等级（江苏省人民医院）
专业技术岗位（不低于岗位总数的80%）	1. 卫生专业技术岗位（医、药、护、技）2. 非卫生专业技术岗位	符合卫生工作人才成长的规律和特点，适应发展社会公益卫生事业与提高专业水平的需要	从事专业技术工作，具有相应的专业技术水平和能力要求的工作岗位	共13个等级，由低到高：四级到一级，正高级岗位；七级到五级，副高级岗位；十级到八级，中级岗位；十三级到十一级，初级岗位
工勤技能岗位	技术工岗位和普通工岗位	适应提高操作维护技能、提升服务水平的要求，满足医院业务工作的实际需求	承担技能操作和维护、后勤保障、服务等职责的工作岗位	技术工岗位分为5个等级：高级技师、技师、高级工、中级工、初级工。普通工不分级

（二） 岗位总量的测算依据

医院岗位总量的测定主要考虑三个因素。一是医院开放床位数，作为三级医院，病床与在册工作人员之比为1∶1.5～1∶1.7。二是床位使用率，床位使用率为90%以上，病床与在册人员之比为1∶1.7。三是日门诊人次，病床与日门诊人次之比按1∶3计算。

三　管理岗位的设置

管理岗位是指承担领导职责或管理职能的工作岗位。设置范围包括：行政管理部门专职从事管理工作的岗位、专职党务岗位、科秘书岗位。管理岗位的设置与聘用坚持科学合理、优化结构、精干高效和专业化的原则，以增强运转效能，提高工作效率，提升管理水平为目标，实行按需设岗，竞争设岗，按岗聘用，规范管理的运行机制。

管理岗位的等级根据医院的任务、规模、隶属关系，按照干部人事管理的有关规定和权限确定。管理人员的总数控制在岗位数的10%以内。四级和五级岗位数量按照上级部门核定的职数确定。具体的岗位级别和结构比例见表4－2。

表4－2　本院管理岗位级别与结构

单位：%

管理岗位级别		结构比例
四级	副厅	0.6
五级	正处	2.4
六级	副处	16
七级	正科	47
八级	副科	18
九级	科员	14
十级	办事员	2

四 专业技术岗位的设置

专业技术岗位是从事专业技术工作，具有相应的专业技术水平和能力要求的工作岗位，其总数不低于全部岗位数量的80%。专业技术岗位的设置要符合卫生工作人才成长的规律和特点，适应发展社会公益卫生事业与提高专业水平的需要。专业技术岗位从一级到十三级，共分为13个等级。具体的岗位级别和结构比例见表4－3。

表4－3 专业技术岗位级别与结构比例

专业技术岗位级别		结构比例	备注
一级	正高级	占岗位数25%	正副高比例为4:6，正高级二级、三级、四级之比为1:3:6。副高五级、六级、七级之比为2:4:4
二级	正高级		
三级	正高级		
四级	正高级		
五级	副高级		
六级	副高级		
七级	副高级		
八级	中级	占岗位数50%	—
九级	中级		
十级	中级		
十一级	初级	按需确定	—
十二级	初级		
十三级	初级		

五 工勤技能岗位的设置

工勤技能岗位承担操作和维护、后勤保障、服务等职责的工作岗位。工勤技能岗位（技术工）分为5个等级：高级技师、技师、高级工、中级工、初级工。普通工不分级。对于工勤技能岗位，医院严格控制三级以上岗位新聘用人员的数量，控制目标为一级、二级岗位控制在10%，一级、二级、三级岗位控制在40%。

六 岗位聘用

（一）聘用管理

（1）岗位不同，聘用的期限不同。

（2）聘用人员每年进行考核，考核结果作为续聘、岗位调整或解聘的依据。

（3）每3年对岗位设置进行重新核定，当学科状况发生明显变化时，对岗位设置做出调整。

（二）岗位聘任的程序

（1）成立岗位聘任的组织领导结构。成立院岗位设置及聘用领导小组，负责领导岗位设置与聘用工作。成立管理岗位考核工作小组、专业技术岗位聘用工作小组、工勤岗位聘用考核工作小组，分别负责管理、专业技术和工勤岗位的考核聘用。成立岗位设置及聘用工作申诉委员会，受理有关聘用和考核的申诉。

（2）在院内公开渠道，公布岗位设置和聘用实施办法、岗位任职条件和岗位指标。

（3）个人申报。

（4）科室管理小组、大科聘委员会、聘用考核小组审核，院聘委员会讨论通过，院岗位聘用与考核领导小组决定拟聘人员。

（5）公示一周，公示期内有权提出申诉。

（6）报江苏省人社厅批准。

（7）调整相应的工资。

第四节　医院岗位绩效工资制度

一　薪酬构成

医院实行岗位绩效工资制度，主要包括如下几个部分：基本工资、绩效工资和津贴补贴。其中基本工资包括岗位工资和薪级工资，占比为9.6%，绩效工资包括基础性绩效工资和奖励性绩效工资，占比分别为20.7%和54.7%，津贴补贴占比为15.0%。福利则包括大病医疗互助、社会保障和其他福利（见表4-4）。

表4-4　医院薪酬构成

薪酬构成		薪酬界定
工资	基本工资	岗位工资：岗位的职责和要求
		薪级工资：工作人员的工作表现和资历
	绩效工资	基础性绩效工资
		奖励性绩效工资
	津贴补贴	护理补贴、护龄津贴、卫生津贴、上下班交通费、住房补贴（租金补贴）
福利	大病医疗互助	—
	社会保障	五险一金（养老、医疗、工伤、失业、生育、公积金）
	其他福利	带薪休假、暑期困难班

（一）岗位工资

岗位工资主要体现工作人员所聘岗位的职责和要求。不同等级的岗位对应不同的工资标准。目前，除工勤人员外，其余绝大部分人员都按照专业技术岗位兑现岗位工资。

1. 专业技术岗位工资

聘用在正高级专业技术岗位的人员，执行一级至四级岗位工资标准,其中执行以下岗位工资标准的人员,需经人社部批准,如中国科学院院士、中国工程院院士;聘用在副高级专业技术岗位的人员,执行五级至七级岗位工资标准;聘用在中级专业技术岗位的人员,执行八级至十级岗位工资标准;聘用在助理级专业技术岗位的人员,执行十一级至十二级岗位工资标准;聘用在员级专业技术岗位的人员,执行十三级岗位工资标准。未按有关规定完成分级岗位聘用的医院,聘为正高级专业技术职务的人员,执行四级岗位工资标准;聘为副高级专业技术职务的人员,执行七级岗位工资标准;聘为中级专业技术职务的人员,执行十级岗位工资标准;聘为助理级专业技术职务的人员,执行十二级岗位工资标准;聘为员级专业技术职务的人员,执行十三级岗位工资标准。从图4-2可以看出岗位等级越高,岗位工资越高。特别是随着岗位级别的提高,岗位工资也大幅度增加。

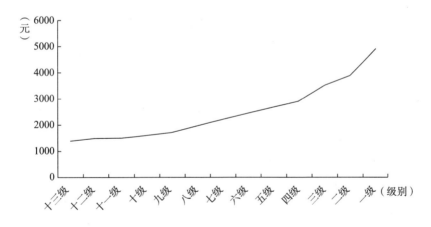

图4-2　专业技术岗位的岗位工资示例

以专业技术岗位为例,岗位工资标准的主要依据是岗位高低,岗位等级越高,岗位工资越高。

2.管理岗位工资

对于管理岗位,聘用在局级正职岗位的人员,执行三级职员岗位工资标准;聘用在局级副职岗位的人员,执行四级职员岗位工资标准；聘用在处级正职岗位的人员，执行五级职员岗位工资标准；聘用在处级副职岗位的人员，执行六级职员岗位工资标准；聘用在科级正职岗位的人员，执行七级职员岗位工资标准；聘用在科级副职岗位的人员，执行八级职员岗位工资标准；聘用在科员岗位的人员，执行九级职员岗位工资标准；聘用在办事员岗位的人员，执行十级职员岗位工资标准。

3. 工勤技能岗位工资

工勤技能岗位分为技术工岗位和普通工岗位，技术工岗位设置 5 个等级，普通工岗位不分等级。医院通常按工作人员所聘岗位执行相应的岗位工资标准，若岗位变动，则从变动的下月起执行新聘岗位的工资标准。

（二）薪级工资

薪级工资主要体现工作人员的工作表现和资历。对专业技术岗位人员和管理岗位人员设置 65 个薪级，对工勤技能岗位人员设置 40 个薪级，每个薪级对应一个工资标准。对不同岗位规定不同的起点薪级。以专业技术岗位人员为例，各专业技术岗位的起薪点分别为：一级岗位对应 39 级，二级至四级岗位对应 25 级，五级至七级岗位对应 16 级，八级至十级岗位对应 9 级，十一级至十二级岗位对应 4 级，十三级岗位对应 1 级。工作人员根据工作表现、资历和所聘岗位等因素确定相应的薪级工资标准。专业技术人员薪级工资起薪如图 4-3 所示。

薪级工资首先与学历相关，反映职工的资历。不同学历人员薪级工资起薪标准不一样，学历越高，起薪越高。差距呈递增趋势，相差等级表现为博士以下差 2 级，博士和硕士差 3 级。薪级工资还与年度考核结果相关，其反映职工的工作表现。年度考核结果为合格以上等次的人员，每年增加一级薪级工资，并在第二年 1 月起执行。年度考核结果为基本合格或不合格人员，其薪级工资不调整。其调整流程如图 4-4 所示。

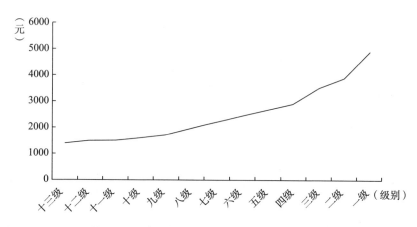

图 4-3 专业技术岗位人员薪级工资起薪

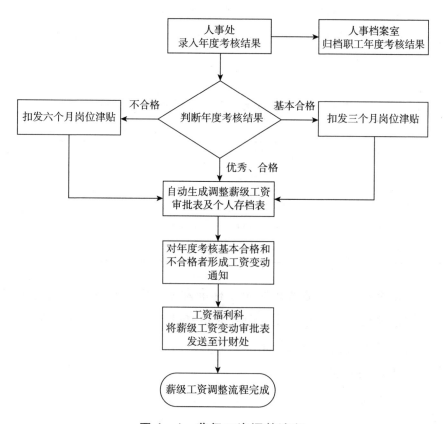

图 4-4 薪级工资调整流程

（三）绩效工资

绩效工资分为基础性绩效工资和奖励性绩效工资两部分。2006 年薪酬改革之前的职务（岗位）津贴、综合补贴、误餐补贴、院内待遇和岗位补贴等被统一纳入绩效工资范围。

1. 基础性绩效工资

基础性绩效工资又分为岗位津贴和生活补贴两项。岗位津贴的具体发放办法和标准根据工作人员的岗位、工作年限等因素适当拉开差距、合理确定。如表 4 - 5 所示，专业技术人员岗位不同，岗位津贴数不同。岗位越高，岗位津贴均数越高。年度考核结果为基本合格或者不合格人员，其基础性绩效工资中岗位津贴从年度考核结果审核备案的下月起分别停发 3 个月、6 个月。未定岗人员分别停伙食费 3 个月、6 个月。

表 4 - 5　专业技术人员基础性绩效工资标准

单位：元

岗位	岗位津贴	生活补贴
初级	761 ~ 1244	1270
中级	967 ~ 1699	1270
副高	1440 ~ 2134	1270
正高	1855 ~ 3183	1270

生活补贴在同一地区按照统一标准发放，专业技术人员均为 1270元。总的来说，不同专业技术职务人员基础性绩效工资相对差距适中，既考虑到绩效的差异，又兼顾了公平的原则。

2. 奖励性绩效工资

奖励性绩效工资是医院可以自主分配的部分，医院根据自身特点，依据绩效考核评价结果，在核定的绩效工资总量内，自主进行绩效工资内部分配，充分考虑医疗卫生行业培养周期长、职业风险高、技术难度大、责任担当重等特点，奖励性绩效工资重点向临床一线、关键岗位、业务骨干、风险度高和贡献突出等医务人员倾斜，以保障医生的奖励性绩效工资水平明显高于其他岗位，真正做到多劳多得、绩优酬优。同时在分配奖励性绩效工资时充分考虑不同科室之间的差异，兼顾科室间公平，还要统筹好从事传染病、精神病、儿科等科室医生的工资收入水平。

医院奖励性绩效工资的分配根据岗位类别不同而进行区别。临床医疗科室设立奖金项目：收支结余奖金（占60%）、效益奖金（占20%）、效率奖金（占20%），总量约占全院奖励性绩效工资的84.88%。根据不同岗位的责任大小、技术劳动的复杂程度和承担风险的程度、工作量大小等情况进行考核。职能部门奖励办法依据临床医疗科室核算情况确定，平均水平为临床医疗科室的80%，并按管理岗位人员不同级别赋予不同系数，结合月度综合目标考核，采用倒扣方法。后勤人员奖励办法包括两部分：基本奖金和节约奖金。基本奖金按临床医技平均数70%计算；节约奖金根据其每年节约的维修成本按一定比例计提。

（四）津贴补贴

2006年薪酬改革后，原有的护龄津贴和卫生津贴被保留，按原规定的标准执行。仍保留原有的改革性补贴，包括上下班交通费、住房补贴（租金补贴）。上下班交通费自2017年4月调整为500元/月。现行的津贴补贴主要包括五个部分：护理补贴、护龄津贴、卫生津贴、上下班交通费、住房补贴（租金补贴）。其中护理补贴和护龄津贴仅护理岗位人员享受，标准比较低，占比非常小。

二　医院同工同酬政策

医院于2007年根据江苏省卫计委（当时称为江苏省卫生厅）《关于加强直属单位非在编聘用人员规范化管理的实施意见（试行）》的通知精神，结合医院人事改革的趋势，对聘用人员的薪酬进行了规范，制定了《江苏省人民医院岗位绩效工资制度（试行）》，进一步实行岗位管理和实现同工同酬的政策。

（一）硕士研究生以上学历人员

博士、硕士研究生学历人员签订聘用合同后，享受同类同职级在编人员初期工资待遇，待取得相应的专业技术资格后，经医院聘任，其工资按所聘岗位确定。享受同类同职级在编人员的住房补贴和公积金缴纳。

（二）大学本科学历人员

大学本科学历人员在签订聘用合同后，第二年可参加专业技术职务"初级（师）"考试，考试合格经聘用后，可以享受同职级在编人员工资待遇。享受同职级在编人员的住房补贴和公积金缴纳。

（三）大专以下学历人员

大专以下学历人员签订聘用合同后，自取得"初级（师）"专业技术职务并经聘任后，第二年起享受同职级在编人员工资待遇。享受同职级在编人员的住房补贴和公积金缴纳。

（四）未取得"初级（师）"专业技术职务者

未取得"初级（师）"专业技术职务者工资标准按不同学历发放。

第五节　医院的职工福利

职工福利是指职工获得的间接货币报酬，多采用普惠制，属于薪酬体系中的保障安全和公平的部分。医院不仅构建了较为完善的经济型福利政策，还积极推动医院文化建设，通过提供多种非经济型报酬，来提高职工的满意度。医院的做法可以总结为两个方面：经济性福利与非经济性福利。

一　经济性福利

经济性福利是为职工提供的经济性或者可以折算成经济性的补偿，医院为员工提供的经济性福利主要有以下几个方面。

（一）住房补贴（租金补贴）

依据国家相关政策，为解决员工住房问题，向员工提供住房补贴（租金补贴），按月发放到员工工资中。

（二）交通费补贴

为解决员工上下班的交通问题，交通费补贴按月发放至员工工资中。

（三）伙食补贴

为解决员工在院工作期间的饮食问题，每月发放伙食补贴至员工卡中，用于员工在医院职工食堂消费，且医院职工食堂亦属于员工福利餐厅，只有员工持员工卡才能消费。

（四）过节福利

按规定，医院在春节、国庆、中秋等节假日期间为员工发放过节福利。

（五）大病医疗互助

医院出台政策对大病医疗互助的参保要求、享受范围、补助金额、申报程序等都做了具体规定，并且对大病医疗互助的病种范围、具体事项进行了不断的修改和完善，使职工在不幸身患重病后，除享有基本养老、基本医疗外，还获得医院的互助基金，这为完善社会救助进行了有益的尝试，并取得很好的成效。

（六）补充意外伤害险

在法定的医疗保险和工伤保险之外，医院还专门为每位员工购买了商业意外伤害险，以用于保障员工在上班过程中发生的各种意外伤害。

（七）员工免费体检

医院每年为员工提供免费体检一次。

（八）带薪假期

医院提供的带薪假期包括带薪年休假、探亲假、产假等。

二　非经济性福利

（一）暑期托儿班

往往在两种情况下医院建立托儿所会深受员工的欢迎，一是有幼儿的员工多，又很难解决托儿问题时；二是暑假期间。医院根据自身需要，开设一些类似寒暑期托儿所的班级，以帮助员工更安心地工作。

（二）文体活动

医院为丰富员工的业余生活，定期组织员工进行文体活动，如环玄武湖活动、爬紫金山、足球比赛、篮球比赛、乒乓球比赛、钓鱼比赛等，以增强员工之间的凝聚力。

第六节　医院薪酬制度管理成效与经验

一　医院薪酬制度管理成效

医院实行薪酬制度改革以来，各项制度不断健全，薪酬制度初步建立，在一定程度上调动了员工的积极性，提升了医疗服务水平，推动了医院的健康可持续发展。其成绩主要表现在以下几个方面。

（一）医疗服务水平和质量不断提高

一方面通过薪酬激励，向工作绩效高的医护人员倾斜，加强对医护人员医疗技术的培训，提升医院医疗服务软实力；另一方面通过加强医护人员责任心和医风医德的考核，使以病人为中心的服务理念逐渐深入人心，服务质量和服务态度都得到改善，从而促进医院医疗服务水平和质量不断提升。

（二）医护人员薪酬满意度提高

通过薪酬制度改革，一方面全体职工的薪酬水平均得到提高，另一方面薪酬向一线医护人员倾斜，合理拉开院内差距，体现多劳多得，全体职工的薪酬满意度大大提高。

（三）编制外职工队伍稳定且满意度较高

同工同酬的推进和落实给编制外职工打了一针强心剂，体现出医院实行岗位管理，以人为本的决心。从工资待遇和保险、职位晋升、项目申请等多个方面打破编制内外的壁垒，使编制外职工的公平感和满意度提高，近些年编制外职工队伍稳定，这为医院有效地留住了人才。

（四）患者满意度提高

为了全面提升医疗服务水平，在提高医护人员医疗技术的同时，注重患者就医时的直观感受。医院针对门诊病人和住院病人开展满意度调查和建议征集活动，不断强化医护人员的服务意识，增强医护人员服务技能。医院以良好的服务态度和较高的医疗服务水平，树立了良好的口碑。

二 医院薪酬制度管理经验

医院薪酬制度管理中成功的经验，可以总结为以下几个方面。

（一）逐步提高支出中薪酬支出所占比重

医务人员是医疗服务质量和水平的最重要决定因素。相应的，医务人员薪酬支出往往在医院支出中占据重要地位。2006 年，世界卫生组织经过对具有代表性的 43 个国家统计分析认为，政府和非政府平均支付给卫生工作人员的支出占全部卫生支出的平均比例应接近 50%。而同期，中国发达城市的医院人力资源成本费用仅占总开支的 23% ~ 28%。医院在国家和省相关政策的指导下，逐步提高支出中薪酬支出的比重（见表 4 - 6），激发了医护人员的工作积极性。

表 4 - 6 2012 ~ 2016 年医院人力资源成本占医院开支的比例

单位：%

指标	2012 年	2013 年	2014 年	2015 年	2016 年
占业务开支比例	26.93	26.18	27	28.54	30.27
占总开支比例	25.17	25.04	25.91	27.59	28.69

（二）规范化岗位设置，实现身份管理向岗位管理转变

在公平、公开的原则下，医院根据自身发展的需要，进行岗位的重新设置。并且突出向专业技术岗位倾斜，规定专业技术岗位占比超过80%。实行全员聘用制，制定各类岗位的竞聘条件和竞聘流程，规范竞聘过程。在岗位聘任中引入竞争机制，为基于岗位的岗位绩效工资制度奠定坚实的基础。

（三）实行全员聘用，努力推行同工同酬同保险

医院适应医疗市场的发展，淡化医院编制概念，根据单位自身发展实际和需要公开招录人员，招录人员的数量不受编制的限制，但是严格把控招聘的流程和招聘条件，新录用的人员在上级相关主管部门报备，充分发挥了医院的用人自主权。

通过淡化编制，一方面保障编制内外的工作人员工资待遇完全一样，同时缴纳的社会保险一样，即参加事业单位养老、医疗保险等社会保险，以推行公立医院工作人员同工同酬同保险；另一方面，实行公立医院工作人员全员聘用，让医院员工转变观念，特别是医师人员，促进

加快医师由"单位人"向"社会人"转变的步伐，实现优质卫生人力资源社会化共享，使医师的职业价值和社会价值得到合理的体现和回报。

（四）建立科学的医疗绩效评价机制

科学的绩效评价机制是岗位绩效工资制度得以实施的关键环节之一。医院要实施绩效工资，根本是建立健全绩效考核制度。通过绩效薪酬与公益性考核指标联系，建立以质量和社会公益效果为根本的科学考核机制。

因此，医院绩效考核制度的设计应体现出公益性服务质量的好坏、数量的多少，选取公益性导向的关键性绩效指标，如患者满意度、门急诊和住院人数及均次费用、医疗服务质量、医疗安全、运营效率、成本控制、开展新技术新项目的数量等指标，以创新绩效评价机制，通过日常评价与定期评价结合的方式，强化量化评价和效果评价。探索第三方评价机制，鼓励服务对象参与评价。

总之，在当前我国经济水平不断提高和医药卫生体制改革逐步深化的背景下，加快改革不合理的公立医院薪酬管理制度，通过淡化公立医院编制概念，科学合理核定医疗人员的工作量，提高医务人员质量和收入水平，建设以严格、全面考评为基础的绩效考核制度，对加强医疗队伍建设，提高医务人员工作积极性，更好地为人民群众提供优质医疗服务起到十分重要的正向推动作用。

第五章

江苏省人民医院的绩效管理实践

　　随着医改的不断深入与发展，在现有的医疗环境之下，通过提升医院现有的医疗管理水平，利用绩效考核等手段，对医院内部有限的资源进行合理的利用，实现资源利用率及工作效率的全面提升，这已经成为不同医院在激烈的市场竞争中立足的基本保障。在医改的环境当中，绩效管理在医院内控体系当中的重要性也将更为突出。

　　医药卫生体制改革方案对医疗卫生服务做出了非常明确的定位，即以公益性质为基础，强化政府责任和投入，完善国民健康政策，目标是为群众提供安全、有效、方便、价廉的医疗卫生服务。随着政府对卫生事业的职责归位，政府将通过完善卫生事业的运行机制，规范公立医院的运营行为，确保公立医院社会公益性[①]。此外，我国医疗环境日趋复杂，医疗行业竞争日益加剧，因此，医院面临如何在竞争激烈的医疗市场中生存与发展的严峻问题。一个医院要保持持续的竞争优势，必须制定出符合外部环境和内部情况的科学、合理、实际操作性强的医院发展战略。具体到实务上，在医院管理效率和效果上要取得进展和突破。因此，探讨如何重新设定体现公立医院社会责任的绩效考核指标，构建能够公开、公平和公正地评判公立医院工作业绩和社会效果的绩效考

---

　　① 雷志勇、张昊华：《公立医院必须坚持公益性质》，《健康报》2007 年 11 月 27 日。

核体系①，对医院的长期发展有着举足轻重的作用。绩效管理是提升医院管理水平，配套实施绩效工资制，实现医院战略和愿景，有效落实员工执行力，建立医院公平竞争的人才机制，评价、激励和引导员工充分发挥积极性的有效管理工具。

第一节　医院绩效管理的相关概念

一　医院绩效管理的内涵

（一）绩效管理的内涵

绩效是组织或个人在一定时期内的投入产出情况，投入指的是人力、物力、时间等物质资源，产出指的是工作任务在数量、质量及效率方面的完成情况。由此衍生出了绩效管理的概念。

绩效管理理论形成于 20 世纪 70 年代后半期。随着人们对人力资源管理理论和实践研究重视，绩效管理逐渐成为一个被广泛认可的管理理论。绩效管理是在绩效评估理论的基础上，通过不断拓展其管理功能，根据现代企业组织的特点和实际管理需要，形成的一套以定量评估理论为核心的绩效管理科学体系。

纵观绩效管理理论形成和发展过程，大致可分为两个阶段。第一阶段是绩效评估的反思阶段。在这一阶段，学者们针对绩效评估出现的弊端，重新认识其不足和局限性，并重新定位。Spangenberg 指出传统的绩效评估是一个相对独立的系统，通常与组织中的情境因素相脱离，而这些情境因素对成功实施绩效评估有着非常重要的作用，也正是因为

---

① 谢钢、王辉、林琦远：《公立医院绩效考核的现状与对策》，《现代医院管理》2009 年第 4 期，第 1～4 页。

绩效评估对完成组织目标作用的有限性，才推进了绩效管理系统的发展[1]。Pamenter 则认为应当把传统绩效评估的目的转移到员工绩效的提升上。传统绩效评估由于具有强烈的主观性，很难得到很好的执行，从而对组织和员工的作用不明显[2]。第二阶段是绩效管理理论体系的丰富和发展阶段。Evans 把绩效管理看作可以管理组织绩效的系统，认为绩效管理通过决定组织战略以及通过组织结构、技术事业系统和程序来实施，员工则不是绩效管理主要考虑的对象[3]。与他们不同的是，Ainsworth 和 Smith 则把绩效管理看作管理员工绩效的系统。他们认为绩效管理的过程应该包括：在确立员工目标并与其达成一致的承诺基础上，对实际期望的绩效进行计划、评估、客观或主管评价，最后通过相互反馈进行修正，确定可接受的目标，并采取行动[4]。理查德·威廉姆斯在其著作《组织绩效管理》中将绩效管理体系分成了四个部分：指导与计划，为员工确定绩效目标和评价绩效的标准；管理与支持，对员工绩效进行监管，并提供反馈支持；考察与评估；发展与奖励，根据考核的结果进行相应的奖励等。

很多学者对绩效管理的概念和内涵进行了阐述。根据理查德·威廉姆斯在其著作《组织绩效管理》中的归类，绩效管理可以分为三种体系：一绩效管理是管理组织绩效的系统，二绩效管理是管理员工绩效的系统，三绩效管理是综合管理组织与员工绩效的系统[5]。综上可知，绩效管理，是指各级管理者和员工为了达到组织目标共同参与的绩效

① Spangenberg H. H., "A Systems – approach to Performance Appraisal in Organizations," *International Journal of Psychology*, 1992, 27 (3 – 4), pp. 507 – 507.

② Pamenter F., "Moving from Appraisals to Employee Enhancement," *Canadian Manager*, 2000, 25 (1), pp. 13 – 15.

③ Evans J. R., "An Exploratory Study of Performance Measurement Systems and Relationships with Performance Results," *Journal of Operations Management*, 2004, 22 (3), pp. 219 – 232.

④ Ainsworth W. M., Smith N. I., *Making It Happen: Managing Performance at Work?* (New Jersey: Prentice Hall, 1993).

⑤〔英〕理查德·威廉姆斯：《组织绩效管理》，蓝天星翻译公司译，清华大学出版社，2002。

计划制订、绩效辅导沟通、绩效考核评价、绩效结果应用、绩效目标提升的持续循环过程，绩效管理的目的是持续提升个人、部门和组织的绩效。

（二）医院绩效管理的概念与意义

1. **医院绩效管理的概念**

医院绩效管理主要是指医院内部的管理者为了实现医院发展的战略目标，为改善并提高医院内部职工的职业能力及其工作业绩而做出的包括绩效规划、绩效辅导沟通、绩效评估、绩效反馈及绩效改进在内的一系列的管理行为，医院绩效管理是对实现绩效这一过程当中各要素的管理，是对医院发展战略目标的构建、分解及绩效的评价[①]。

2. **医院绩效管理的意义**

医院绩效管理作为医院内部管理工作当中的一个重要手段，是优化医院管理和深化医院改革的需要，是落实医院战略的执行工具。其在医院当中具备相对重要的意义与价值，以通过提高医疗工作者的绩效水平来提升医院的整体绩效为核心目标。具体来看，绩效管理在医院应用中的重要意义主要从以下两个方面来体现。

（1）医院绩效管理能够促进医院内部管理水平的全面提升

医院管理水平是制约医院发展的重要因素。就医院而言，充分利用好绩效管理这一工具是其内部管理价值链当中的关键性环节，绩效管理的应用可以推动医院管理水平的全面提升。绩效管理的方式，可以为医院发展战略的实现提供有效的管理工具，对于医院内部人事管理、质量管理以及成本核算等工作进行优化与调整，使内部职工在绩效成绩的影响之下，逐步树立起自我约束的思想意识，而激励平台的搭建，则有效提升了内部职工的工作积极性与创新性，这对于完善医院人事方

---

① 陈小玲：《新医改环境下医院绩效管理问题探析》，《当代经济》2011 年第 18 期，第 92 ~ 93 页。

面的选拔、聘任，推动医院薪酬制度的改革以及优化奖金分配机制等也都有较为积极的作用。不难看出，绩效管理作为医院内部管理工作当中一项新的工具与手段，对于其内部控制体系的完善以及外部评价体系的优化等都发挥了重要的作用。

（2）医院绩效管理能够促进外部评价体系的优化与完善

绩效管理在医院当中的应用，有利于医院外部评价体系机构对医院医疗费用的合理性进行确认，也有利于对其进行基本的评价。与此同时，社会公众在对医院进行选择的过程中，也会对医院进行一定的评价，而医院绩效管理则为这些评价的开展提供了便利，同时也使这些外部评价的内容更加丰富，这对于外部评价体系的优化与完善有着积极的推动作用①。

二　医院绩效管理的主要内容

医院绩效管理一般分为五个部分——绩效计划制订、绩效辅导沟通、绩效考核评价、绩效管理结果实施、绩效管理质量持续改进，这五个部分相互关联、逐一承接，共同形成一个完整的医院绩效管理体系。

（一）绩效计划制订

绩效计划是医院各方利益相互博弈的结果。各方利益代表相互的牵制、力量的对比以及对医院目标期望值的相似程度等都会对医院绩效计划产生影响，经过长时间的磨合、博弈，这些力量逐渐达成共识，最终形成统一的绩效计划。医院绩效计划包括明确绩效管理的目标和对象、选择绩效管理的方法、确定绩效管理期间、应用绩效管理结果等环节。

（1）绩效管理目标。绩效计划最重要的部分就是绩效管理目标的制定。绩效管理目标是持续提升个人和医院的绩效，逐步实现员工的个

---

① 魏晋才、陈肖鸣、鲍勇：《医院绩效管理》，人民卫生出版社，2010。

人价值和医院价值最大化的战略目标。现代医院绩效管理思想认为，只有员工的成长和价值大于医院的成长和价值，才能最终提升医院的绩效、实现医院的最终战略目标。

（2）绩效管理对象。医院绩效管理对象即绩效管理的客体，分为医院整体、部门科室、员工个人三大类。其中，医院整体绩效由医院上级主管部门进行管理、组织考核；部门科室绩效由医院进行管理、考核；员工个人绩效由其所属各科室进行考核。

（3）绩效管理方法。绩效管理方法是执行医院绩效管理计划的手段和工具。医院绩效管理方法有关键指标法（KPI）、目标管理法（MBO）、平衡计分卡法（BSC）、360度管理法、RBRVS（Resource - Based Relative Value Scale，这种方法用于计算医生的劳务所得，它以资源消耗为基础，以相对价值为尺度）等。

（4）绩效管理期间。从广义上讲，医院日常运转的每个流程和步骤都时时刻刻渗透着绩效管理的理念，并且为实现既定的绩效目标而服务。从狭义上看，医院绩效管理期间主要指绩效考核的时间段，分为日常考评、定期考评与不定期考评。日常考评是指对被考评者的日常工作行为和行为结果所进行的常规性考评。定期考评是指遵循一定的固定周期所进行的考评，如月度考评、季度考评、年度考评等。不定期考评是指考评者随时组织无预期的、突发性考评。

（5）应用绩效管理结果。应用绩效管理结果既是医院绩效管理结果的反馈和分析过程，又是医院绩效成果合理分配的过程。它直接体现了医院绩效管理的可持续性，并且与员工的薪酬、晋升、评优、价值实现以及医院的战略发展等息息相关。

（二）绩效辅导沟通

绩效辅导沟通是医院绩效管理计划实施的第一步，也是绩效考核的基础，起到了承上启下的作用。绩效辅导沟通的目的在于使医院各部门、各科室、各人员充分了解绩效管理，知道自己"做什么、怎么做"，从而积极参与绩效实施，形成良好的绩效管理文化氛围。根据绩效辅导沟通的阶段和内容，将医院绩效辅导沟通分为前期、中期、后期绩效辅导沟通三个阶段。绩效辅导沟通主要有三种方式：一是由上而下沟通；二是从下往上沟通；三是混合沟通。①前期绩效辅导沟通。在医院绩效管理计划实施前，针对绩效管理计划的内容进行沟通交流，由绩效管理计划实施主体向绩效管理对象提供绩效管理的辅导。②中期绩效辅导沟通。中期绩效辅导沟通指在医院绩效管理计划的实施和绩效考核的过程中就已经发现的问题、绩效管理的实施进度和实施难处等情况所进行的沟通。一方面，绩效管理者及时地与被考评对象分享、交流绩效信息，并根据实际情况的变化对绩效目标和绩效管理计划进行修正与调整；另一方面，医院绩效被考核者应积极主动地提出自己对医院现行绩效管理系统的看法和建议，为不断完善医院绩效管理建言献策。③后期绩效辅导沟通。后期绩效辅导沟通的主要内容是绩效结果的应用，包括绩效结果反馈和结果分析等。后期绩效辅导沟通是医院绩效管理实施的重点，其原因在于，它不但可以让被考核对象充分了解自身的绩效水平，帮助其查找产生良好绩效和不良绩效的原因，而且可以帮助被考核对象对过去的行为进行反思和总结，取长补短，从而达到个人和医院绩效共同提升的双赢目标。医院绩效辅导沟通的三个阶段是相互融合、不可分割的。因此，医院绩效管理者需要灵活运用。

（三）绩效考核评价

绩效考核是医院绩效管理的关键环节，它既是实施绩效管理计划的主要载体，又为绩效管理结果应用与绩效管理质量持续改进提供依据。绩效考核是一项系统工程，并与绩效分配直接挂钩。它涵盖了绩效计划的分解和量化、目标责任的确定、考核指标体系的设计和考核标准及方法的选择等内容。其实质是做到人尽其才、人尽其用，使人力资源作用发挥到极致，实现员工个人价值成长和医院的战略愿景。

（1）绩效考核指标。绩效考核指标是绩效考核的具体内容，它是对绩效的量化和细化，各组织可以根据实际需求将绩效考核指标细分为一级指标、二级指标等各级明细指标。医院绩效考核指标的选择方法有业绩评定表法、目标管理法（MBO）、关键绩效指标法（KPI）、平衡计分卡法（BSC）、360度管理法、目标和关键成果法（OKR）、RBRVS等，其中平衡计分卡法诞生于20世纪80年代，直到今天仍然被各界广泛运用，经久不衰。根据医院的战略目标，医院绩效考核指标体系在实施层次上可以分为医院绩效指标体系、部门科室或诊疗组绩效指标体系、员工个人绩效指标体系三个层次。①在医院整体层面上，运用平衡计分卡法，并结合医院整体绩效管理的实际情况，设置财务管理、患者管理、运营流程管理和员工学习成长管理四个一级指标。其中，财务管理维度的具体指标有资产收益率、收入（成本）变动率、可控成本占医疗收入（不含药）比、可控成本变动率、单机设备收益率、边际效益、药品收入占医院总收入比（药占比）、卫生耗材成本占医院总支出比（耗材比）等；患者管理维度的具体指标有患者满意度、投诉率、市场占有率、次均（门诊）住院费用等；医院运营流程管理维度的指标有床位周转率、平均住院天数、诊断符合率、危急重症抢救成功率、医疗差错率、基础护理合格率等；员工学习成长管理维度具体指标有带教进修医生数量、带教研究生数量、科研课题数量与质量、发表论文数量与质量（SCI）、开展的新技术数量、发明的新专利数量、科技成果奖数量等。②在部门科室层面上，运用关键绩效指标法，并结合各科室业务、职能及管理特点分别设置临床科室关键绩效考核指标体系、医技科室关键绩效考核指标体系、医辅科室关键绩效考核指标体系以及行政后勤科室关键绩效考核指标体系。③在员工个人层面上，依据岗位职责和特点，运用关键绩效指标法制定临床科室人员关键绩效考核指标体系、医技科室人员关键绩效指标考核体系、医辅科室人员关键绩效考核指标体系以及行政后勤科室人员关键绩效考核指标体系等一系列绩效考核指标体系。

（2）绩效考核指标权重。医院绩效考核指标权重应注重科学性、合理性。目前，医院绩效考核指标权重的确定可以选用一种或几种方法相结合的办法，例如层次分析法（AHP）、专家咨询法（德尔菲法）、网络分析法（ANP）、平均值法、修正平均值法等，其中层次分析法已经得到业界广泛认同和运用。例如，平衡计分卡法的四个指标维度（财务管理、运营流程管理、患者管理、员工学习成长管理）就可以运用层次分析法进行权重的分配。

（3）绩效考核标准。绩效考核标准是否公正、合理，直接关系到绩效考核结果的可信度。在各级指标的权重确定后，需要给各个指标设定可靠的对比标准值。标准值可以根据医院的历史水平、行业标准、预算基数以及医院的实际情况等进行全面考虑。

（4）绩效考核打分。绩效考核打分是一个数学计算的过程，各绩效指标的实际得分与绩效指标标准值的绝对比值乘以绩效指标权重所得的分值就是各指标的最终得分，所有指标的分值之和就是医院绩效考核的最终得分，将该总分值与权重总分值（通常为 100 分）相比较，就可以获知该医院、各部门科室、各人员绩效的真实水平。

医院绩效考评指标示例见表 5－1。

表 5－1　医院绩效考评指标示例

一级指标	分类	二级指标
财务管理	成本	管理费用占成本比
		卫生材料支出
	业务收入	收支比
		每床年业务收入
		药品占收入比
		检查费用占收入比
		医疗收入增长率
	经营能力	资产报酬率

一级指标	分类	二级指标
患者管理	影响力	外地就医比
		患者病员分布
		就诊人次
	服务满意度	患者满意度
		投诉率
运营流程管理	医疗效率	病床周转日
		人均住院天数
		医生年平均出院病人
	医疗质量	危机重症抢救成功率
		诊断符合率
		医疗差错率
		基础护理合格率
员工学习成长管理	带教能力	带教进修教师数量
		带教研究生数量
	科研能力	人均科研课题数量
		人均发表论文数量
		科技成果奖数量

医院在科学论证基础上建立绩效考核指标体系后，从平衡计分卡法的四个维度平衡相关指标，紧紧围绕医院战略目标，分配维度指标权重。如图 5-1 所示，财务管理指标权重为 35%～45%，运营流程管理指标权重为 25%～35%，患者管理指标权重为 20%～25%，员工学习成长管理指标权重为 0～20%。因为四个维度指标之间存在正相关的关系，员工学习成长管理指标最终会带动财务管理指标的增加，但一般认为员工学习成长管理属于长期指标，考核期常规为一年，与年终绩效挂钩。

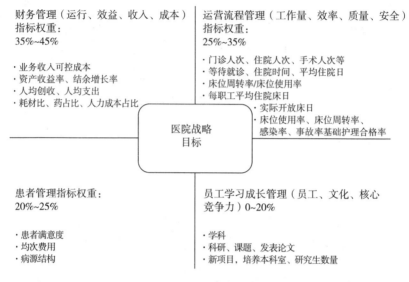

财务管理（运行、效益、收入、成本）
指标权重：
35%~45%

· 业务收入可控成本
· 资产收益率、结余增长率
· 人均创收、人均支出
· 耗材比、药占比、人力成本占比

运营流程管理（工作量、效率、质量、安全）
指标权重：
25%~35%

· 门诊人次、住院人次、手术人次等
· 等待就诊、住院时间、平均住院日
· 床位周转率/床位使用率
· 每职工平均住院床日
· 实际开放床日
· 床位使用率、床位周转率、
  感染率、事故率基础护理合格率

医院战略
目标

患者管理指标权重：
20%~25%

· 患者满意度
· 均次费用
· 病源结构

员工学习成长管理（员工、文化、核心
竞争力）0~20%

· 学科
· 科研、课题、发表论文
· 新项目，培养本科室、研究生数量

图 5 - 1　平衡记分卡法指标示例

（四）绩效管理结果实施

绩效管理结果是医院薪酬分配、员工职务晋升、激励奖惩的直接依据。绩效结果主要包括业绩考核结果和能力、行为评价结果。相应的，绩效管理结果实施也包括两部分：一是物质层面上业绩奖金的分配，即决定如何分配部门科室奖金、支付人员个人薪酬；二是精神层面上各部门科室或员工个人的荣辱奖惩、员工个人职务（职级）晋升、个人价值实现等。绩效管理结果应及时反馈给被考核者，以便于被考评者及时进行历史同期、环比、行业等差异比较，寻找原因，并制订绩效改进计划，从而引导和激励医院各科室部门、各类人员逐步改善绩效，进而提升整个医院的绩效管理水平。

（五）绩效管理质量持续改进

绩效管理质量持续改进是医院绩效管理对 PDCA 理念的最好应用，医院绩效管理 PDCA 循环系统是指医院在全面平衡内部管理和外部效应、经济利益和社会效应、政治因素和伦理道德、数量与质量等因素的基础上，在分解和量化医院战略目标的前提下所进行的"绩效管理计划（Plan）—绩效管理实施辅导（Do）—绩效管理考评（Check）—绩效管理应用（Action）"这四个循环往复、质量持续改进的绩效管理流程。

综上所述，医院绩效管理的核心环节在于对医院各类人员的绩效考核以及考核后的结果应用。后文将以医院的职能部门绩效考核以及考核结果的运用为例来阐释具体的操作内容。

第二节　医院职能部门绩效考核实施方案

职能部门考核目的在于促进各职能部门加强内部管理，强化责任意识、服务意识和团结协作意识，提高管理水平，增强中层执行力，更好地发挥职能部门对医、教、研、经济运行等工作的管理和监督职能，以促进医院工作目标的最终实现。

一　考核方法

职能部门绩效考核包括季度考核和年度考核，季度考核在下一季度第一个月内进行，由院长办公室牵头负责实施；年度考核在每年一月份进行，由人事处牵头负责实施。季度考核（总分 100 分）由院领导考核（40 分）、临床医技科室考核（40 分）、职能部门互相考核和评价（10 分）和专项考核（10 分）四项构成；年度考核（总分 100 分）由一年四个季度考核结果的平均值（50 分）和年度工作完成情况及年终民主测评成绩（50 分）构成。

二　考核内容

（一）季度考核

1. 院领导考核（40 分）

院领导考核（40 分），其中分管院长考核占 60%，非分管院长考核占40%。

分管院长考核内容包括以下几个方面。①工作执行力（占25%）：主要考核分管的职能部门工作任务的执行情况，以及是否及时、主动。②工作完成质量（占20%）：主要考核分管的职能部门工作任务完成的质量是否达到预期目标和要求。③工作创新性（占15%）：主要考核分管的职能部门在工作中的创新意识和创新能力。

非分管院长考核内容如下。①大局意识（占20%）：主要考核非分管的职能部门能否从医院大局出发开展工作。②工作协作性（占20%）：主要考核非分管的职能部门能否积极配合其他部门开展工作，有主动沟通的意识。

2. 临床医技科室考核（40分）

临床医技科室对职能部门的考核主要体现在服务态度与能力方面，考核内容如下。①服务主动性与服务态度（占50%）：主要考核职能部门在日常工作中是否具有较强的服务意识，是否能够积极主动地帮助临床科室解决问题，服务态度是否耐心、细致、周到。②服务能力与成效（占50%）：主要考核职能部门服务能力是否令人满意，服务工作的成效是否理想或达到预期目标。

3. 职能部门互相考核和评价（10分）

职能部门互相考核和评价各自的工作协同性与主动沟通情况，考核内容分为两部分。①工作中沟通主动性（占50%）：主要考核该部门是否具备主动沟通意识和良好的沟通能力。②工作协作性与成效（占50%）：主要考核该部门能否积极配合其他部门开展工作，并取得良好的成效。

4. 专项考核（10分）

专项考核由两办（院办、党办）和纪委监察室分别从工作效率和行风职业道德两个方面对其他职能部门进行考核。两办的工作效率由院长和党委书记考核评分，纪委监察室的行风职业道德自评。

工作效率的考核内容如下。①落实医院相关会议决定的及时性和有效性（占 40%）：主要考核职能部门对院长书记联席会、院长办公会以及专项工作会议等会议决定的落实是否及时、有效。②工作主动性及协作性（占 40%）：主要考核职能部门对涉及多部门的综合性事务的处理，是否能够进行主动配合与支持。③突发性工作任务完成及时性（占 20%）：主要考核职能部门应对处理各类突发性工作、事件是否及时有效。

行风职业道德的考核内容如下。①医院内部投诉：考核职能部门受到院内临床医技科室、其他职能处室或职工投诉的情况。②外部投诉：考核职能部门受到患者或社会其他单位投诉的情况。③违规、违纪情况：考核职能部门或部门内部人员违规、违纪情况。

（二）年度考核

年度考核成绩由下述两部分成绩相加组成，各占 50%：一是平时考核成绩，取一年四个季度考核结果的平均值；二是年终考核成绩，即年度工作完成情况及年终民主测评成绩。

一年四个季度考核结果的平均值（占 50%）：每年一月份，在完成上一年度四个季度的考核后，由院办统计各职能部门的考核均分，再乘以 50% 得出平时考核成绩，报人事处备案，由纪委监察室负责监督。

年度工作完成情况及年终民主测评成绩（占 50%）：每年一月份，由人事处组织各职能部门汇报年度工作完成情况，并由院领导、临床医技科室负责人、大科及科护士长、总支书记、职能部门负责人等进行民主测评，由人事处负责统计各职能部门的得分（百分制），并乘以各职能部门的风险系数，再乘以 50%，得出年度工作完成情况及民主测评成绩，由纪委监察室负责监督。

三 评分计分办法

（一）打分制

考核指标打分分为 1~7 共 7 个档次，分别是 7 表示非常好，6 表示好，5 表示较好，4 表示一般，3 表示较差，2 表示差，1 表示很差，由考核人（处室）根据被考核部门的实际情况对相应指标进行评价，最后按权重生成相应分值，由院办、党办和人事处汇总各项目的考核分数并统计各职能部门的得分，纪委监察室负责监督。

（二）扣分制

行风职业道德考核实行扣分制，每发生一次投诉，且经查属实的直接从总分中扣除 1 分，每发生一次违规、违纪情况直接从总分中扣除 5 分。

（三）最终得分

各职能部门考核汇总得分减去行风职业道德考核的扣分，再乘以各职能部门的风险系数，得出职能部门季度考核的最终得分。

当年四个季度考核结果的平均值与年终考核成绩两项成绩相加，得出各职能部门年度考核总分。

第三节 职能部门考核结果应用

一 季度考核结果应用

季度考核总分及排名在院行政例会、科主任例会上公布。总分排名处于最后三位的处室，下季度每月的绩效奖金平均水平下降 5%，并且要在分管院领导的主持下，认真分析考核评分情况，有针对性地制订工作改进计划。

二 年度考核结果应用

年度考核总分及排名在院行政例会、科主任例会上公布。年度考核结果与职能部门年终院内考核奖励挂钩。考核总分排名在前 15% 的，年终院内考核奖励较平均水平上浮 10%；考核总分排名在后 15% 的，年终院内考核奖励较平均水平下浮 10%；其余处室不变。年度考核结果与职能部门负责人年终考核奖励挂钩，并作为职能部门负责人任期考核的重要参考依据。

第六章

江苏省人民医院的员工考核与晋升

对员工个人的考核和评价是管理学中经久不衰的难题之一。就医院而言，人员类别多、身份杂，除了日常的绩效考核外，还有各种专项考核。主要包括：以时间（一般为一年）为节点的员工年度绩效考核，以晋升为目的的专业技术职务聘任考核，科主任、护士长、中层管理干部的行政管理职务选拔考核以及聚焦于医务人员这一核心群体的医师定期考核。本章主要聚焦于江苏省人民医院的各种专项考核，以及各种专项考核结果在管理中的运用。

第一节　各种专项考核

一　职工年度绩效考核

医院各类人员，每年都将进行年度绩效考核。年度绩效考核内容主要包括德、能、勤、绩、廉五个方面，重点考核履行岗位职责的工作实绩。根据医院实际情况，年度绩效考核内容及分值如下：第一方面"德、廉"15分；第二方面"绩"70分；第三方面"勤"15分，总分值为100分。

（一）"德、廉"（15分）

主要考核思想政治素质，职业道德，公共服务意识，遵纪守法情况以及廉洁自律、廉洁奉公的表现。具体评价指标及其所占分值如下。

（1）职业道德、廉洁自律。查实个人有收受或索要"红包"，收受或索要药品、设备、耗材等单位给予的非正当所得，酌情扣 1～10 分。

（2）投诉情况。查实在服务态度、服务质量、医疗收费、工作纪律等方面有被病人投诉的，一次酌情扣 1～3 分。

（3）违规违纪行为。有违规违纪行为，视情节一次扣 2～8 分；有严重违规违纪或违法行为的实行一票否决（年度绩效考核、医德考评不合格）。

（二）"绩"（70 分）

主要考核工作人员履行岗位职责情况，完成工作的数量、质量和效率，取得成果的水平及其社会效益和经济效益，服务对象的满意程度等。由于各个岗位工作内容的差异性，按照医院岗位进行业绩考核，主要分为管理人员、卫生技术人员（医务人员）、其他专业技术人员、科研人员、工勤技能人员等。各类人员的具体评价指标如下所述。

1. 管理人员评价指标

管理人员评价指标由本职工作（40 分）、创新性工作（10 分）、突发事件处理（10 分）和指令性任务（10 分）四个部分组成，其构成如图 6-1 所示。

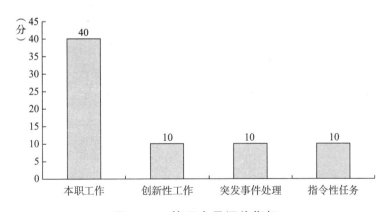

图 6-1　管理人员评价指标

2. 卫生技术人员（医务人员）评价指标

卫生技术人员（医务人员）评价指标，主要包括三部分，其中医疗工作 40 分、科研工作 15 分、教育教学工作 15 分。

（1）医疗工作。医疗工作评价指标又分为临床工作质量和临床工作数量，各占 20 分。具体评价细则如表 6-1 所示。

表 6-1 卫生技术人员（医务人员）医疗工作评价细则

一级指标	二级指标			备注
医疗工作 （40 分）	临床工作质量 （20 分）	医疗安全 （6 分）	A. 发生一般医疗过失或严重过失被认定为主要责任人的，得 0 分	1. 以非手术为主的外科相关科室，如 ICU，各科室管理小组参照以上标准自行拟定考核办法并报医务处备案 2. 指令性外派任务 （1）短期任务全年小于 10 天的，不另行计算 （2）10～30 天的，以一个月计补加工作量 （3）大于 30 天的，进行考核系数增加调整，由各科室管理小组根据具体情况在增加幅度不大于 20% 的范围内核定工作量 （4）晋升前规定下乡任务，系数不予调整 （5）年度内发生医疗事故或重大医疗过失，被认定为主要责任人的，年度绩效考核不合格 （6）未完成上级指令性任务的，医疗工作不得分
			B. 严格执行医院各项医疗规章制度，每发现违反一次扣 1 分	
		病案质量 （6 分）	无丙级病历，得 6 分；如有不得分	
		处方质量 （4 分）	每查核一张不合格处方，扣 0.5 分	
		其他 （4 分）	在上级主管部门的各项检查中，无严重影响医院考评成绩情况的，得 4 分，如有不得分	

续表

一级指标	二级指标			备注
医疗工作 （40分）	临床工 作数量 （20分）	门诊接 诊人数 （5分）	平均工作量以本科室或病区同级别人员为统计基数。完成工作量为平均工作量120%以上的，项目分值满分；完成工作量为平均工作量110% ~ 119%的，得项目分值90%。以此类推	—
		诊治住院 病人数 （内科， 15分）		
		手术台数 （外科， 15分）		

（2）科研工作。科研工作评价指标主要包含新立项课题、新发表论文、著作与专利、项目基金申报、支持医院组织标本库的建设（见表6-2）。

表6-2　卫生技术人员（医务人员）科研工作评价细则

一级指标	二级指标	评分细则	
科研工作 （15分）	新立项 课题	A. 国家863计划、国家973计划、国家科技支撑计划、国家自然科学基金重大项目	第一负责人20分，其二级课题等同B类项目
		B. 国家自然科学基金面上项目、青年基金项目、省科技厅重大招标项目、WHO项目	第一负责人15分
		C. 部委级项目及厅级重点项目	第一负责人10分
		D. 厅级项目	第一负责人8分
		E. 院级项目、校级项目、横向课题	第一负责人3分
	新发表 论文	A. SCI收录论著，IF（影响因子）≥3	第一或通讯作者，每篇20分
		B. SCI收录论著，1≤IF<3	第一或通讯作者，每篇15分

一级指标	二级指标	评分细则	
科研工作（15分）	新发表论文	C. SCI 收录论著，IF < 1	第一或通讯作者，每篇 10 分
		D. SCI 收录摘要	第一或通讯作者按以上同类影响因子级别的 1/2 计分
		E. 任职期间新发表 SCI 收录论著（摘要）（含共同第一作者或共同通讯作者发表的文章）	共同第一作者或共同通讯作者按以上同类级别分值/N 计分
		F. 中华医学系列杂志论著	第一或通讯作者，每篇 5 分
		G. SCI 未收录的国外期刊论著	第一或通讯作者，每篇 5 分
		H. 其他正式期刊论著（有 CN/ISSN 编码）	第一或通讯作者，每篇 3 分
		I. 非论著类文章	非论著类文章按以上同类级别的 1/2 计分
	著作与专利	A. 教材和著作（包括编著、译著，100 万字以上）	排名 1，主编计 10 分/部；排名 N，主编计 10/N 分/部
			排名 1，副主编计 5 分/部；排名 N，副主编计 5/N 分/部
			排名 1，参编计 1 分/部
		B. 教材和著作（包括编著、译著，100 万字以下）	排名 1，主编计 5 分/部；排名 N，主编计 5/N 分/部
			排名 1，副主编计 3 分/部；排名 N，副主编计 3/N 分/部
			排名 1，参编计 0.5 分/部
		C. 国家发明专利授权	排名 1，计 10 分；排名 N，计 10/N 分
		D. 实用新型专利授权	排名 1，计 3 分；排名 N，计 3/N 分
	项目基金申报	积极参与国家自然基金项目的申报，完成一份申报书	第一申请人 5 分
	支持医院组织标本库的建设	认真填写病人知情同意书，积极向组织库提供组织标本，做好病人血标本采集	每一例完整组织标本指导者和主刀者各加分 0.01 分（每年最高 1.0 分）

一级指标	二级指标	评分细则	
科研工作 （15分）	支持医院组织标本库的建设	协助组织库做好入库样本资料登记，做好病人随访工作	每一例完整资料完成者加0.01分（每年最高1.0分）
		协助组织库做好手术室内组织样本及血样采集	每年加0.2分

（3）教育教学工作见表6-3。

表6-3 卫生技术人员（医务人员）教育教学工作评价细则

一级指标	二级指标	其他说明
教育教学工作（15分）	按医院、学校工作安排完成理论及实践教学工作	1. 不服从科室教学工作安排者，扣2分 2. 个人继续医学教育学分不达标者，扣1分 3. 被认定为教学差错者，扣2分/次；被认定为一般教学事故者，扣3分/次；被认定为严重教学事故者，扣5分/次
	承担住院医师或专科医师、实习医师、实习药师等下级人员带教工作	
	个人继续医学教育学分达标	
	无教学差错及事故	

3. 科研人员评价指标

根据不同人员类别〔研究人员（博士或副高以上）和实验室技术人员〕，科研人员评价指标也有所变化，具体评价细则如表6-4所示。

表6-4 科研人员评价指标评价细则

人员类别	评价细则	
研究人员（博士或副高以上）	履行岗位职责，完成常规任务（40分）	
	科研业绩（30分）	A. 新获国家863计划、国家973计划、国家科技支撑计划、国家自然科学基金重大项目，每个20分，以双方签订合同、科研记录为依据
		B. 新获国家自然科学基金面上项目、青年基金项目、省科技厅重大招标项目、WHO项目，每个15分，以双方签订合同、科研记录为依据

续表

人员类别	评价细则	
研究人员 （博士或 副高以上）	科研业绩 （30分）	C. 新获部委级项目及厅级重点项目，每个10分，以双方签订合同、科研记录为依据
		D. 新获厅级项目，每个8分，以双方签订合同、科研记录为依据
		E. 新获院级项目、校级项目、横向课题，每个3分，以双方签订合同、科研记录为依据
实验室 技术人员	履行岗位职责，完成常规任务：结合岗位开展的技术项目质量和数量（40分）	如对于某种特定设备或平台的技术人员来说，要统计该设备或平台对外服务的工作量（如流式细胞仪、激光共聚焦显微镜、组织病理等实际工作时间）
	科研业绩 （30分）	A. 参加完成国家863计划、国家973计划、国家科技支撑计划、国家自然科学基金重大项目，每个20分，以双方签订合同、科研记录为依据
		B. 参加完成国家自然科学基金面上项目、青年基金项目、省科技厅重大招标项目、WHO项目，每个15分，以双方签订合同、科研记录为依据
		C. 参加完成部委级项目及厅级重点项目，每个10分，以双方签订合同、科研记录为依据
		D. 参加完成厅级项目，每个8分，以双方签订合同、科研记录为依据
		E. 参加完成院级项目、校级项目、横向课题，每个3分，以双方签订合同、科研记录为依据

4. 其他专业技术人员评价指标

主要包含三个方面的内容：履行岗位职责，完成本职工作（40分）；科研（15分）和教学（15分）。在具体实施时，各科室根据岗位要求可制定相应的评分细则。

5. 工勤技能人员评价指标

工勤技能人员业绩考核的评价主要由三个方面构成，即工作量考核（40分），工作效率、质量、满意度考核（25分）和专业学习考核

（考试）、文章（5分）。此外，在具体实施时，各科室根据岗位要求可制定相应的评分细则。

（三）"勤"（15分）

分值15分，主要考核工作态度、勤奋敬业精神和遵守劳动纪律情况。评分细则如表6-5所示。

表6-5 "勤"的评价细则

一级指标	二级指标
劳动纪律	A. 病假全年累计超过1个月，扣1分/月
	B. 事假全年累计超过半个月，扣1分/半月
	C. 未办理相关请假手续私自出国（境）或违反其他劳动纪律，酌情扣5~15分
刷卡考勤	A. 无正当理由，未按医院刷卡考勤要求"上班刷卡、下班也刷卡"的，酌情扣2~10分
	B. 刷卡考勤记录与手工纸质考勤记录严重不符的，酌情扣5~10分
	C. 存在"代刷卡"考勤的，扣1分/月，通报2次及以上人员，扣10分

二 医师定期考核

医师队伍的整体素质和水平是决定医疗服务质量的关键因素。为了提高医师队伍的整体素质，保障医疗质量和医疗安全，对注册医师执业行为进行管理，医师定期考核显得十分重要和必要。本部分意在通过介绍医院医师定期考核工作开展情况，来找出目前医师定期考核工作在临床工作中的难点和解决办法。《中华人民共和国执业医师法》第四章第三十一条中明确规定："受县级以上人民政府卫生行政部门委托的机构或者组织应当按照医师执业标准，对医师的业务水平、工作成绩和职业道德状况进行定期考核。"此规定明确了执业医师是要进行考核的。在实际工作中，"资格准入"和"执业注册"工作开展得比较早，比较成熟，而"考核制度"则起步较晚，由此造成了我国的执业医师在准入和注册之后，退出机制不完善，日常的评价机制可操作性差，这会对那些取得执业医师资格后不能达到执业要求的医师缺乏有效的监管以及相应的管理措施。因此，2007年国家卫计委（当时称为卫生部）下发了《医师定期考核管理办法》，以完善医师的评价和退出机制，自2007年起实施以来，其确实在加强执业医师管理，提高医师素质等方面取得了一定成效。

（一）考核对象

医师定期考核对象为在医院执业满两年及以上的医师。

（二）考核周期

每两年为一个周期，工作成绩每年考核。

（三）医师定期考核内容

医师定期考核内容包括工作成绩评定、职业道德评定和业务水平测评。工作成绩评定的基本内容包括：在医师执业过程中，遵守有关规定和要求，一定阶段完成工作的数量、质量和政府指令性工作的情况等。医师工作成绩由所在卫生机构进行评定，考核机构进行复核。职业道德评定的基本内容包括：医师在执业中坚持救死扶伤，以病人为中心，以及医德医风、医患关系、团结协作、依法执业状况等。职业道德评定以医务人员医德考评结果为依据，由所在卫生机构进行考核，考核机构进行复核。业务水平测评的主要内容包括：医师掌握医疗卫生管理相关法律、法规、部门规章等情况，以及应用本专业的基本理论、基础知识、基本技能解决实际问题的能力，学习和掌握新理论、新知识、新技术和新方法的能力。

医师定期考核工作由相关卫生行政部门委托的医疗、预防、保健机构承担。"业务水平测评"主要来源于定期理论考核或技能考核的成绩，不能真正体现医师的执业能力、工作量和工作质量等业务水平；

"职业道德评定"主要来源于纪检、行风部门或者科室医师定期考核小组的评定结果，依据不良记录档案等来考核；"工作成绩评定"是三项考核中最能反映医生价值的指标，但是很多考核单位都没有具体措施，或者比较粗放，这就导致临床医师的考核评价主要还是以科研能力为主，而不是以临床工作的能力来评价。因此，医师定期考核应该以临床工作成绩为抓手，体现医生临床工作的价值，让医生更加重视临床工作。

根据医院《医师定期考核实施细则（试行）》并结合医师年度绩效考核等相关内容，医师定期考核办公室建立专项考核档案，医师各医疗相关行为均记入个人档案，并通过积分制量化考评，满分 1000 分，以得分制为主，扣分项目可累计扣分，不限该项目分值。

1. 医疗工作时间

医疗工作时间包含病房工作时间、门急诊工作时间、查房及外出会诊情况。其中，病房工作时间包括工作 3 年以内的住院医师每年参加病房工作不少于 10 个月；工作 3 年以上的住院医师和主治医师每年参加病房工作不少于 8 个月；副主任医师以上每年参加病房工作不少于 6 个月。门急诊工作时间包括住院医师考核周期内每年急诊时间不得少于 1 个月；主治医师考核周期内每年急诊时间不少于 1 个月，特殊情况者除外等。查房包括病房工作期间，住院医师每天早晚查房各 1 次；主治医师每天查房 1 次；副主任医师查房每周不少于 2 次；主任医师查房每周不少于 1 次等。外出会诊情况包括外出会诊时应按规定履行手续。医疗工作时间评价细则如表 6-6 所示。

表 6-6　医疗工作时间评价细则

一级指标	二级指标		备注
医疗工作时间 （200 分）	病房工作时间 （100 分）	工作 3 年以内的住院医师每年参加病房工作不少于 10 个月	完成得 100 分，达不到要求的按比例得分
		工作 3 年以上的住院医师和主治医师每年参加病房工作不少于 8 个月	

一级指标	二级指标		备注
医疗工作时间（200分）	病房工作时间（100分）	副主任医师以上每年参加病房工作不少于6个月	完成得100分，达不到要求的按比例得分
	门急诊工作时间（50分）	住院医师考核周期内每年急诊时间不得少于1个月	完成得50分，否则不得分，大科说明情况者除外
		主治医师考核周期内急诊时间不少于1个月	
		参加专家门诊的副主任医师每年门诊次数不得少于40次，主任医师不少于35次	完成得50分，每少一次扣5分
	查房（50分）	住院医师每天早晚查房各1次	完成得30分，达不到要求不得分
		主治医师每天查房1次	
		副主任医师查房每周不少于2次	
		主任医师查房每周不少于1次	
		参加病例讨论及科主任查房出勤率不低于80%	达到得20分，否则不得分
	外出会诊情况*（50分）	外出会诊时应按规定履行手续	手续不全的扣5分/次

注：*为扣分项。

2. 医疗工作量

医疗工作量考核内容包括次均门诊接诊人数、诊治住院病人数（非手术科室）、手术台数（手术科室）等。医疗工作量评价细则如表6-7所示。

表6-7　医疗工作量评价细则

一级指标	二级指标		备注
医疗工作量（300分）	次均门诊接诊人数（100分）		—
	诊治住院病人数（非手术科室）（200分）		—
	手术台数（手术科室）（200分）	完成平均工作量的120%以上，得项目分值满分	外科手术台数包括医师作为主要手术者参与的手术，涉及"指导者、手术者、助1、助2"等不同身份

续表

一级指标	二级指标		备注
医疗 工作量 (300 分)	手术台数 (手术科室) (200 分)	完成工作量与平均工作量比较,每降1%,得分相应下降1%	—
		完成工作量不足平均工作量的60%,不得分	

3. 医疗工作质量

医疗工作质量包括:诊治疑难危重患者比例(非手术科室);三级、四级手术比例(手术科室);病案质量(无乙级、丙级病历;病历按时归档等);处方质量(无不合格处方)。医疗工作质量评价细则如表 6-8 所示。

表 6-8　医疗工作质量评价细则

一级指标	二级指标		备注
医疗工作 质量 (300 分)	诊治疑难危 重患者比例 (非手术科室) (100 分)	达到平均水平的120%以上,得100 分	诊治疑难危重患者比例与本专业同级别人员总体诊治疑难危重患者比例比较,在此基础上逐步完善病种分类,参照手术分级的方式进行管理和统计
		每下降1%,得分相应下降1分	
		低于平均水平60%的,不得分	
	三级、四级 手术比例 (手术科室) (100 分)	达到平均水平的120%以上,得100 分	参与的三级、四级手术比例与本专业同级别人员总体三级、四级手术比例比较
		每下降1%,得分相应下降1分	
		低于平均水平60%的,不得分	
	病案质量 (100 分)	无乙级、丙级病历,得80 分	—
		每发现一份丙级病历扣80 分,每发现一份乙级病历扣20 分	
		病历按时归档,得20 分	
		未及时归档的,每份病历每天扣1分	

一级指标	二级指标		备注
医疗工作质量 （300分）	处方质量 （100分）	无不合格处方，得100分	—
		每查核一张不合格处方，扣5分	

4. 医疗安全

按一般医疗过失被认定为次要责任、一般医疗过失被认定为主要责任或严重过失被认定为次要责任等进行考核。医疗安全评价细则见表6-9。

表6-9 医疗安全评价细则

一级指标	二级指标
医疗安全 （100分）	未发生医疗过失或差错的，得100分
	发生一般医疗过失被认定为次要责任的，每次扣50分
	发生一般医疗过失被认定为主要责任或严重过失被认定为次要责任的，每次扣100分

5. 依法、规范执业

存在下列情形之一的，该考核周期考核为不合格。在发生的医疗事故中负有完全或主要责任的；未经批准，擅自在其他机构进行执业活动，情节严重的；跨执业类别进行执业活动的；代他人参加医师资格考试的；服务态度恶劣，造成恶劣影响或者严重后果的；索要或者收受患者及其亲友财物或者牟取其他不正当利益的；违反医疗服务和药品价格政策，多计费、多收费或者私自收取费用，情节严重的；索要或者收受医疗器械、药品、试剂等生产、销售企业或其工作人员给予的回扣、提成或者谋取其他不正当利益的；通过介绍患者到其他单位检查、治疗或者购买药品、医疗器械等收取回扣或者提成的；出具虚假医学证明文件，参与虚假违法医疗广告宣传和药品医疗器械促销的；隐匿、伪造或擅自销毁医疗文书及有关资料的；未按照规定做好感染预防控制工作，未有效实施消毒或者无害化处置，造成疾病传播、流行的；故意泄露传染病人、病原携带者、疑似传染病人、密切接触者涉及个人隐私的有关信息、资料的；未依法履行传染病监测、报告、调查、处理职责，造成严重后果的；考核周期内，有1次医德考评结果为较差的；无正当理由不参加考核，或者扰乱考核秩序的；违反《中华人民共和国执业医师法》有关规定，被处以"暂停执业"以上行政处罚的；无正当理由未完成指令性任务的；考核周期内5次以上开具不合理处方的；业务水平测评不合格的；发生严重医疗过失，被认定为主要责任人的。依法、规范执业评价细则如表6-10所示。

表6-10 依法、规范执业评价细则

一级指标	二级指标
依法、规范执业（100分）	严格执行医院各项医疗规章制度，得20分，每违反一次扣20分
	无不合理用药现象，得20分，每发生一次扣20分
	参加培训次数占总数2/3以上的，得30分，达不到要求的按比例得分，低于1/3的不得分
	在上级主管部门的各项检查中，无严重影响医院考评成绩情况的，得30分，每发生一次扣30分

6. 加分项目

加分项目包括完成上级指令性任务、取得有关医疗奖项〔包括省新技术引进奖、医院医疗贡献奖（个人）、院新技术成果奖和院重大抢救奖等〕、进行医院医疗新技术立项等，以及完成临床路径等其他医院认定的加分项目。医师定期考核的加分项目具体评分细则如表6-11所示。

表6-11 加分项目评价细则

评价指标	评价细则
加分项目	完成上级指令性任务，视时间与地点酌情给予10~100分
	完成半年以上的重大指令性任务，该年度工作成绩考核认定为合格

评价指标	评价细则
加分项目	开展临床诊疗新技术项目，立项得50分，完成中期考核得20分，结题得30分
	获院内医疗相关奖项，一等奖得50分，二等奖得30分，三等奖得15分；由两名以上医师完成并获相关奖项的，按排名分别得项目分值的100%、60%、40%、30%、20%
	按要求完成临床路径管理试点工作，得50分
	医师定期考核委员会认定的其他项目

三 专业技术职务聘任晋升考核

专业技术职务工作和职工利益密切相关，专业技术职务政策的微调都会引起职工工作重心和方向的显著变化，导向性作用明显。专业技术职务考核工作表现为一个常态化、规范化的考评过程。一方面，医院已经建立起了医护人员业绩考核档案，医护人员工作业绩的数量和质量指标可通过医院信息系统进行调阅统计；另一方面，医院在专业技术职务晋升政策中还针对任职期间发生的医疗事故、重大医疗差错，或纪检监察部门认定的违纪违规行为，以及不能完成指令性任务等软指标实行"一票否决"制，不允许其参加申聘，并延缓一年晋升。专业技术职务聘任工作对医院发挥激励与约束的双重性作用，是管理的有效手段。

（一）专业技术职务聘任体系的总设计原则

聘任体系的总设计原则有五个，即目标明确、方法可行、流程合理、激励有效以及考核到位。专业技术职务晋升流程如图6-2所示。

（1）目标明确。目标明确指的是深刻认识专业技术职务的导向性和前瞻性作用，结合医院自身的发展定位和长远规划，明确考核聘任的侧重点和权重。根据国家的相关政策，医院制定了相应的专业技术职务聘任考核的目标。

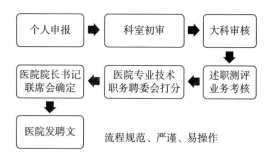

图 6-2 专业技术职务晋升流程

（2）方法可行。方法可行指的是聘任考核体系中考核和聘任方法的可操作性，广泛应用量化考核。一方面，建立医护人员业绩考核档案，医护人员工作业绩的数量和质量可通过医院信息系统调阅统计。另一方面由三级专家评议组来负责聘任考核，其中一级科室评议组由科室管理小组组成，负责申报人员材料初步审核及推荐；二级大科评议组由科室负责人组成，负责申报高级专技职务人员述职评议及申报中初级专技人员推荐；三级专家评议组由院专家库成员组成，负责申报人员材料审核及确定聘任人员。此外还设立"一票否决"的软指标，即医疗安全、医德医风、公益责任等。如任职期间发生医疗事故、重大医疗差错，或纪检监察部门认定的违纪违规行为，以及不能完成指令性任务的有关责任人，不允许其参加申聘，并延缓一年晋升。

（3）流程合理。流程合理指的是医院专业技术职务岗位聘任程序规范、严谨、易操作。

（4）激励有效。激励有效指的是根据医院的实际情况，有效、合理地拉开不同专业技术职务级别之间的与待遇等激励因素有关的差距。

（5）考核到位。考核到位指的是奖惩明确，各类影响专业技术职务晋升的因素都必须发挥其有效性、约束性，才能将该项工作落实好。

（二）专业技术职务聘任考核具体指标

在设定考核指标体系时，既要注重医疗业务的指标，又要兼顾科研指标，还要考虑到教学指标，才能实现医、教、研的全面发展。因此，其考核聘任体系的设计紧紧围绕医、教、研三部分展开，并根据不同时期医院的发展战略，调整三者间的比例权重。

1. 医疗

医院的首要任务是诊治病人，守护人民健康。因此在制定专业技术职务聘任考核体系时应强化基础理论和临床技能的考核，制定出适合不同专业、不同等级的理论考试和技能考核内容，并确立相应的权重与分值。到 2015 年，江苏省卫计委对高级专业技术职务评审的论文要求是临床医生必须全部提供临床型的专著，可见临床工作重要性地位的回归。因此，医疗部分占 60% 的权重，主要由医院医务部门负责考核，并且根据不同的专业技术职务级别和专业技术职务类别（医师类、医技类等）设计不同的考核指标。初级/中级专业技术职务聘任医疗评价细则（共 100 分）见表 6－12；副高/正高专业技术职务聘任医疗评价细则见表 6－13。

2. 科研

占 20% 的权重，主要由医院科技部门负责考核。科学研究是促进医院医疗质量和技术水平不断提高、推动学科发展的强大驱动力，且科研指标是可量化、易操作的指标，可根据员工在获奖、课题、论文、专利等方面的贡献赋分。岗位聘任科研评价细则见表 6－14。

3. 教学

占 20% 的权重，主要由医院第一临床医学院及教育部门负责考核。对于医学院校的附属医院来说，教学是医院的三大基本任务之一，医院担负着为国家和社会培养医学人才的重任。教学指标的设置既包括在医学院校的授课，也包括在医院对研究生、实习生的带教工作等。具体考核细则分为两块：教学考核和教育考核。

第一，教学考核（总分 10 分）

表6-12 初级/中级专业技术职务聘任医疗评价细则（共100分）

申聘专业技术职务	专业技术职务类别	科室	理论考试	实践技能考核	三基轮考	备注
初级/中级	医师类	病理、超声、影像、检验、营养、核医学、针灸、中医、妇保、儿保、群保、康复、心理、麻醉等科室的医师	以专科理论知识为主，给予合格与不合格等次	各专科专业实践技能操作，给予合格与不合格等次	以每月三基轮考成绩为准，不合格者一票否决	理论考试、实践技能、三基轮考三项必须全部合格，有一项不合格即医疗考核不合格
		其他科室医师	给予内科片（内科三基+急诊三基）外科片（外科三基+急诊三基）妇产片（妇产三基+急诊三基）儿科片（儿科三基+急诊三基）合格与不合格等次	体格检查/心肺复苏/穿刺三项抽取一项现场考核，给予合格与不合格等次		
	医技类	所有科室医技人员	以专科理论知识为主，给予合格与不合格等次	各专科专业实践技能操作，给予合格与不合格等次		

表6-13 副高/正高专业技术职务聘任医疗评价细则

申聘专业技术职务	专业技术职务类别	科室	平时成绩	理论考试	三基轮考	实践技能考核	医疗奖项	新技术立项	备注
副高/正高	医师类	病理、超声、影像、检验、营养医学、针灸、中医、儿保、妇保、心理、康复、麻醉等科室医师	占医疗分的50%，满分50分；科室医疗工作评分表，提供工作量、工作时间等数据，医务处评分	占医疗分的20%，满分20分，以专科理论知识为主	以每月三基轮考成绩为准，不合格者一票否决	占医疗分的20%，满分20分，对于相关专业实践技能操作，医务处将根据申请人员具体情况提出考核要求	占医疗分的5%，满分5分；自现任专业技术职务聘任起至当年12月31日所获奖项	占医疗分的5%，满分5分；自现任专业技术职务聘任起至当年12月31日新技术立项	一
		其他临床科室医师	占医疗分的70%，满分70分；分数从医师定期考核系统调取	占医疗分的10%，满分10分，以专科理论知识为主		占医疗分的10%，满分10分。内科为相关病例分析或手术、外科为手术（医务处将根据申请人员具体情况提出考核要求）	占医疗分的5%，满分5分；自现任专业技术职务聘任起至当年12月31日所获奖项	占医疗分的5%，满分5分；自现任专业技术职务聘任起至当年12月31日新技术立项	须参加心肺复苏操作现场考核，给予合格与不合格等次

续表

申聘专业技术职务	专业技术职务类别	科室	平时成绩	理论考试	三基轮考	实践技能考核	医疗奖项	新技术立项	备注
副高／正高	医技类	所有科室医技人员	占医疗分的50%，满分50分；科室填写医疗工作评分表、提供工作量、工作时间等数据，医务处评分	占医疗分的20%，满分20分；以专科理论知识为主		占医疗分的20%，满分20分；相关专业操作实践技能考核（医务处将根据申请人员具体情况提出考核要求）	占医疗分的5%，满分5分；自现任职务起至现在所获奖项	占医疗分的5%，满分5分；自现任职务起至现在新技术立项	—

表 6 – 14 岗位聘任科研评价细则

评价指标	级别		分值	
任现职期间新立项课题	A. 国家 863 计划、国家 973 计划、国家科技支撑计划、国家自然科学基金重大项目		第一负责人 20 分，其二级课题等同 B 类项目	
	B. 国家自然科学基金面上项目、青年基金项目、省科技厅重大招标项目、WHO 项目		第一负责人 15 分	
	C. 部委级项目及厅级重点项目		第一负责人 10 分	
	D. 厅级项目		第一负责人 8 分	
	E. 院级项目、校级项目、横向课题		第一负责人 3 分	
	F. 药物研究项目		I 期创新药主持，第一负责人 8 分	
			国际多中心主持，第一负责人 5 分	
			其他新药主持，第一负责人 3 分	
任现职期间新获各类奖项及专利发明	国家级奖项	三大奖二等奖	排名 1，计 50 分	排名 N，计 $50/N$ 分
	中华、省级奖项	科技进步奖一等奖	排名 1，计 40 分	排名 N，计 $40/N$ 分
		科技进步奖二等奖	排名 1，计 30 分	排名 N，计 $30/N$ 分
		科技进步奖三等奖	排名 1，计 20 分	排名 N，计 $20/N$ 分
	市、厅级奖项	厅级新技术引进特等奖、市级一等奖	排名 1，计 20 分	排名 N，计 $20/N$ 分
		厅级新技术引进一等奖、市级二等奖	排名 1，计 15 分	排名 N，计 $15/N$ 分
		厅级新技术引进二等奖、市级三等奖	排名 1，计 8 分	排名 N，计 $8/N$ 分
		新技术奖	排名 1，计 1 分	排名 N，计 0 分
	国家发明专利授权		排名 1，计 20	排名 N，计 $20/N$ 分
	实用新型专利授权		排名 1，计 10	排名 N，计 $10/N$ 分
任现职期间新发表论文著作	A. SCI 收录非论著类文章（会议摘要不列入统计）		第一或通讯作者按以上同类影响因子级别的 1/2 计分	

续表

评价指标	级别	分值
任现职期间新发表论文著作	B. 任职期间新发表 SCI 收录论著	共同第一作者或共同通讯作者，按以上同类级别计入分值/N
	C. 中华医学系列杂志论著	第一或通讯作者，每篇 5 分
	D. SCI 未收录的国外期刊论著	第一或通讯作者，每篇 5 分
	E. 其他正式期刊论著（有 CN/ISSN 编码）	第一或通讯作者，每篇 3 分
	F. 非论著类文章	非论著类文章按以上同类级别的 1/2 计分
	G. 教材和著作（包括编著、译著）（100 万字以上）	排名 1，主编计 10 分/部；排名 N，主编计 10/N 分/部
		排名 1，副主编计 5 分/部；排名 N，副主编计 5/N 分/部
	H. 教材和著作（包括编著、译著）（100 万字以下）	排名 1，主编计 5 分/部；排名 N，主编计 5/N 分/部
		排名 1，副主编计 3 分/部；排名 N，副主编计 3/N 分/部
		排名 1，参编计 0.5 分/部

教学考核主要由教学工作量、教学质量和教学研究与教学管理三方面构成，并且会根据相关规定进行奖惩。具体评价细则见表 6 - 15。

表 6 - 15　教学考核评价细则

考核项目	任现职以来考评内容及评价标准
教学工作量（3 分）	1. 参加学校理论教学（包括本科生、研究生）0.5 分 2. 参加实践教学（包括实习带教、专业学位研究生或七年制研究生轮转带教、临床技能培训与考核）1.5 分 3. 申报副高人员脱产带教满一学期或见习带教满两学期 1 分，申报正高人员担任研究生导师 1 分

考核项目		任现职以来考评内容及评价标准
教学质量 （3分）		1. 教学过程中各项信息反馈无差评，较好地完成教学任务 1.5 分 2. 参与院校、学系教学活动 1.5 分，每参与一项得 0.5 分，累计分值不超过 1.5 分（教学活动包括教学会议交流培训、集体备课、试讲、听课、PBL 教学、案例编写、实习小讲座、研究生阅卷、培养计划或教学大纲的制定与修订等）
教学研究与 教学管理 （4分）		1. 主持教学研究课题（国家级课题 4 分、省级课题 3 分、校级课题 1 分），排名前三的参与者得分为相应总分除以排名 2. 以第一作者或通讯作者发表教学论文（中文核心期刊 1 分/篇、统计源期刊 0.5 分/篇），此项应提供附件 3. 省级以上教材编写（主编 2 分/本、副主编 1 分/本、参编 0.5 分/本） 4. 精品课程建设、网络课程建设、慕课课程建设、双语示范课程建设（项目负责人 2 分/门、主要参与者 1 分/门） 5. 负责学生（含实习生、七年制研究生、专业学位研究生）临床轮转的科室责任教师，能按照学院相关要求及时完成教学管理任务，且满 1 年及以上者 1 分，此项累计分值不超过 4 分
教学 奖惩	加分项	1. 获各类教学成果（包括教学成果奖、实验教学示范中心、精品课程、精品/优秀教材、视频共享课程等），国家级加 10 分、省级加 5 分、校级加 2 分、院级加 1 分，参与者得分为相应总分除以排名 2. 获各类教学荣誉（优秀教师、教学名师等），国家级加 10 分、省级加 5 分、校级加 2 分、院级加 1 分 3. 创建优秀教学团队，国家级排名前五加 10 分、省级排名前三加 5 分、校级排名前三加 2 分、院级排名前三加 1 分 4. 各类教学比赛获奖者或主要指导教师，国家级加 5 分、省级加 3 分、校级加 2 分、院级加 1 分 5. 研究生获优秀学位论文的导师，国家级加 10 分、省级加 5 分、校级加 2 分。此项累计加分总值不超过 10 分
	扣分项	1. 教学网络测评低于 70 分，或督导听课测评为"差"，或师生反馈差评，扣 0.5 分/次 2. 教学差错每次扣 0.5 分 3. 研究生学位论文检测总文字复制比＞35%，或论文评审意见为"修改后复评"，扣 2 分/次
	一票否决	出现严重教学事故者；研究生学位论文在省级以上抽检中"不合格"者及导师；师德师风和学术道德出现严重问题者；副高职务聘任的教师脱产带教不满一学期或见习带教（含技能培训）不满两学期

第二，教育考核（总分 10 分）

教育考核方案根据人员类别，以医师系列和非医师系列进行区分。

（1）医师系列

医师系列的教育考核方案主要包含继续教育学分完成情况，带教住院医师规范化培训学员的带教工作的量与质，任现职内连续 1 年及以上担任过住院医师规范化培训科室管理责任老师，来院后完成公派留学情况，取得住院医师规范化培训第二阶段合格证书，临床专项技能带教和考核工作以及加分项和扣分项等方面。其中，带教住院医师规范化培训学员的带教工作的量与质中，进行带教工作的量计算时，以"系统"中带教老师和在培住院医师（医院住院医师、社会化培训学员和外院委托培养人员 3 类）相互确认和评价的信息为依据，由"系统"自动统计并评分。此外，带教住院医师是科室的一项集体带教工作，但为切实落实带教职责，持续提高带教质量，科室应落实 1 名实际带教老师作为其主要的带教老师。该带教老师在"系统"中进行有效审核和评价后，计 1（人·月）。超出规定审核期限，不计其带教量。带教工作的质共 1 分，分别由住院医师评价（0.5 分）和教育处综合评价（0.5 分）构成。任现职内连续 1 年及以上担任过住院医师规范化培训科室管理责任老师，以各年度在教育处备案的科室管理责任老师名单为准。来院后完成公派留学情况，完成留学并回院报到后方可计分，未执行或未回院报到不计，关于留学时长认定，政府渠道以政府资助时间计，自筹经费以同意的申请时间计，延期时间不计。取得住院医师规范化培训第二阶段合格证书，仅适用于主治医师申聘副主任医师。临床专项技能带教和考核工作中，主治医师申聘副主任医师计 1 分，副主任医师申聘主任医师计 2 分，依据实际参加临床技能培训中心的临床专项技能带教和考核等相关工作进行综合评分。

以 2015 年为例，具体评价细则见表 6 – 16。

表 6-16 医师系列教育考核评价细则

一级指标	二级指标	
继续教育学分完成情况（3分）	由医院"继续医学教育学分管理系统"自动统计并评分，任现职内各年度当年学分合格情况，每1年不合格扣（3分×2÷任现职年数），扣完3分为止	
带教住院医师规范化培训学员的带教工作的量与质（3分）	带教工作的量（2分）	评分方法如下：按年度分科室统计培训带教量，高于科室平均带教量的，该年度得2分；低于科室平均带教量且不在本科室带教量排名后10%的，该年度得1分；本科室带教量排名后10%的，得0.4分；年度未带教则计0分。最终得分为任现职内2015年及以后各年度得分之和/相应年数
	带教工作的质（1分）	住院医师评价计0.5分。由"系统"中"双向互盲评价"模块自动统计并评分。评分方法如下：住院医师评价分"优、良、中、差"4个等级，优计0.5分，良计0.4分，中计0.3分，差计0分。每月评价得分为各住院医师评价得分之和/当月带教人数；年度得分为该年度每月住院医师评价之和/实际带教月数；最终得分为任现职内2015年及以后各年度得分之和/相应年数
		教育处综合评价计0.5分，应做到以下几点： （1）熟悉医院住院医师规范化培训的工作流程和制度 （2）言传身教，注重医德医风的教育 （3）扎实做好临床带教工作：落实培训医师管床数；督促培训医师完成培训计划要求的病种数、病例数、技能操作数、业务学习等各项培训内容；指导并修改培训医师的医疗文书；检查登记手册填写情况；协助组织出科考核，签署出科意见 （4）督促培训医师认真执行各项培训管理规定 （5）临床带教工作的其他事宜
任现职内连续1年及以上担任过住院医师规范化培训科室管理责任老师（1分）	担任过且较好完成培训管理工作，得1分；担任过但培训管理情况一般，教育处根据实际工作情况给予0.2~0.6分；未担任不得分	

续表

一级指标	二级指标
来院后完成公派留学情况（1分）	1. 国家公派：6个月及以上得1分；3个月（含）至6个月得0.8分；3个月以下得0.6分 2. 省政府、省卫计委、省外专局等公派：6个月及以上得0.8分；3个月（含）至6个月得0.6分；3个月以下得0.4分 3. 自筹经费公派：6个月及以上得0.5分；3个月（含）至6个月得0.3分；3个月以下得0.1分
取得住院医师规范化培训第二阶段合格证书（1分）	取得该证书得1分。2012年8月及以后来院的，未取得证书不得分；2012年8月以前来院的，未取得证书得0.8分
临床专项技能带教和考核工作（1分或2分）	鼓励积极承担以下部分内容：1. 积极承担基础临床技能带教和考核，如胸穿、腰穿、腹穿、外科无菌术、切开缝合等；2. 积极承担综合临床技能带教和考核，如结合临床思维的培养，将各种基础临床技能融会贯通、综合运用来开展带教工作；3. 积极承担多站式临床技能考核工作；4. 积极编写专项技能培训教案并被采纳；5. 积极承担美国心脏协会（AHA）的基础生命支持课程体系（BLS）和高级生命支持课程体系（ACLS）带教；6. 积极参与申报国际/国内认证项目；7. 积极参与其他各类专项技能培训
加分项	1. 任现职内获"住院医师规范化培训优秀组织奖"，加0.5分 2. 任现职内连续两年及以上作为科室学分管理员并较好完成学分管理工作，加0.5分；连续两年及以上作为科室学分管理员，学分管理工作完成情况一般，加0.1~0.3分 3. 主治医师申聘副主任医师者，在参加住院医师规范化培训期间曾获得"住院医师规范化培训优秀学员"称号，一等奖加0.3分/次、二等奖加0.2分/次、三等奖加0.1分/次 4. 加分后总分超过10分的按10分计
扣分项	1. 来院后执行公派出国（境）留学项目中存在下列情况： （1）获批政府公派留学，但未在规定时间派出者，扣1分 （2）未按要求办理离院手续者，扣1分 （3）违反《职工公派出国（境）留学协议书》条款者，视情节严重程度，扣1~5分 （4）未经同意，不按期回院报到者，扣5分 2. 来院后未经医院同意，擅自报考研究生者，扣5分

一级指标	二级指标
扣分项	3. 任现职内作为项目负责人获批国家级、省级继续医学教育项目，未按期举办扣 0.5 分/次；存在多个项目联合举办扣 0.2 分/次 4. 扣完 10 分为止

（2）除医师外其他系列

除医师外的其他工作人员的教育教学考核由继续教育学分完成情况（7 分）（评分方法同医师系列，分值不同，按比例调整），任现职内执行政府渠道公派出国项目情况（1 分）（评分方法同医师系列），本专业带教和专项技能带教（2 分）（评分方法同医师系列，主要考核本专业带教和本专业范围内的各专项技能培训和考核情况）以及加分项、扣分项（评分方法同医师系列）等几个方面构成。

四　干部晋升考核

干部晋升考核主要包含临床医技科室主任、护士长以及党政中层管理干部聘任考核三大块。

（一）临床医技科室主任聘任考核

1. 基本程序

（1）相关职能部门根据任期目标责任书及本部门工作要求对各临床医技科室进行考评，给出三年年度总体得分（百分制）。

（2）结合医院中心工作制定和修改《临床医技科室主任换届聘任工作方案》（简称《方案》）；成立以院领导、相关职能部门、总支书记为主的医院考核组。

（3）民主测评与推荐

民主测评与推荐由院考核组深入临床以科室为单位组织实施，参加测评人数需达到本科室人数的 90% 以上，对所在科室正、副主任在任期内的工作做出总体评价，并根据需要对本科室主任人选进行推荐。

大科正副主任的民主测评，参加测评人员为所属各专科正、副主任，护士长及支部书记。

（4）根据考评结果，任期考评通过，符合《方案》规定的，个人申报，由院党委会研究决定是否续聘；考核较差、到龄的根据实际情况研究决定在一定范围（院内、国内外）公开选拔、招聘。具体程序：根据医院公布的公开选拔、招聘岗位，凡符合条件者可以报名；在一定范围内进行民主推荐；在资格审查合格基础上，组织公开竞聘。

（5）根据任期考评和公开竞聘结果，院党委会研究确定考察对象；由院考核组着重对拟聘任人选的德、能、勤、绩、廉等情况进行考察，注重考察工作实绩，形成考察材料。

（6）院党委会在认真听取考察汇报、充分讨论的基础上，民主表决确定拟聘干部人选。

（7）公示、发文：根据党委会确定的拟聘任干部人选，在全院范围内公示一周，广泛征求意见；进行任职前谈话；办理任职手续；聘期每届为三年，有中期考核和调整。

2. 考核内容

成立以院领导、有关职能部门、总支书记为主的院考核组，重点考核内容如下。

（1）民主测评

①科室层面：大科正副主任、大科正副护士长的民主测评，参加测评人员为所属大科各专科正副主任、护士长及支部书记。专科正副主任、病区主任、护士长的民主测评，以科室为单位，参加测评人数医生、护士均需为本科室人数的 90% 以上。医生与护技研等其他岗位人员的测评票以不同颜色表格分类统计。民主测评前被测评对象在所属科室范围内进行述职汇报，时间控制在每人五分钟。科主任正职除了参加所在科室述职，也要参加医院层面述职。兼职科主任，参加所有兼职

科室测评。

②医院层面：各（大）科主任正职参加医院组织的集中述职及测评。考评组为院党政领导、职能部门正职、院直属科室正职、总支书记正职及科主任正职。各（大）科主任民主测评结果由院领导、院中层以及本科室员工测评情况按一定的权重进行统计。

（2）职能部门考核，包含：科室业绩、科主任个人业绩、任期目标责任完成情况。

主要有六大块内容：医疗、教育、科研、科室管理、经济运行和行风职业道德。各个模块考核工作的内容和重点都不一样，分别由不同的部门进行考核。涉及医务处、教育处、科技处、纪委监察室、计财处、党委办公室、院长办公室、人事处、门诊部和资产处等部门。

① 医疗

医疗考核主要由效率指标和责任状指标两大块构成。效率指标有出院人数、病床周转次数、平均住院日、手术人次、术前天数和床位使用率；责任状指标有综合目标考核、新技术申报获奖、医疗安全、抗菌药物管理、重点专科、临床路径、三基考核和指令性任务。

② 教育

教育由住院医师培训、继续医学教育和人才培养三大块构成。其中，住院医师培训包括住院医师轮转情况、带教质量的考核；继续医学教育包含继续医学教育项目、科室业务学习和科室学分管理情况的考核；人才培养则包含人才培养计划，国内进修，公派出国和研究生报考、录取的考核。任期目标教育考核评价细则见表6－17。

表6－17　任期目标教育考核评价细则

一级考核指标	二级考核指标	评价细则
住院医师培训（40%）	住院医师轮转情况（20%）	是否按培训计划轮转。未按培训计划轮转扣4分

续表

一级考核指标	二级考核指标	评价细则
住院医师培训（40%）	带教质量（20%）	日常带教，不严谨或不规范的各扣1分
		出科考核，不严谨或不规范的各扣1分
		结业考核，未通过扣3分，2次未通过扣5分
继续医学教育（30%）	继续医学教育项目（10%）	国家级项目、省级项目举办情况。有获批未办项目扣3分，有合并办项目扣1分
	科室业务学习（10%）	举办频次、英语学习情况。不能制度化开展扣2分
	科室学分管理（10%）	学分登记不及时扣3分
人才培养（30%）	人才培养计划（15%）	未提交年度人才培养计划扣3分；有计划大部分未执行扣2分
	国内进修（5%）	有国内进修管理违规扣3分
	公派出国（5%）	有公派出国管理违规扣3分
	研究生报考、录取（5%）	有研究生报考、录取管理违规扣3分

③ 科研

科研部分的考核内容主要有：学科建设（20分）、立项课题（20分）、新获成果（30分）、发表论文（30分）及突出贡献（附加分20分）。

学科建设。国家重点学科、国家重点实验室：20分。专科声誉第一：20分。国家临床重点专科建设单位和江苏省临床医学中心：15分。兴卫工程重点学科：10分。

立项课题。按表6-18测算分数（满分200分），折合20分。

表6-18　立项课题评价细则

级别	评价细则
A. 国家863计划、国家973计划、国家科技支撑计划、国家自然科学基金重大项目	第一负责人20分，其二级课题等同B类项目

级别	评价细则
B. 国家自然科学基金面上项目、青年基金项目、省科技厅重大招标项目、WHO项目	第一负责人 15 分
C. 部委级项目及厅级重点项目	第一负责人 10 分
D. 厅级项目	第一负责人 8 分
E. 院级项目、校级项目、横向课题	第一负责人 3 分
F. 药物研究项目	I 期创新药主持：第一负责人 8 分
	国际多中心主持：第一负责人 5 分
	其他新药主持：第一负责人 3 分

新获成果：按表 6 - 19 测算分数（满分 40 分），折合 30 分。

表 6 - 19　新获成果评价细则

级别	科研奖项		
	等级		分数
国家级	三大奖二等奖		50 分
中华、省级	科技进步奖一等奖		40 分
	科技进步奖二等奖		30 分
	科技进步奖三等奖		20 分
市、厅级	厅级新技术引进特等奖、市级一等奖		20 分
	厅级新技术引进一等奖、市级二等奖		15 分
	厅级新技术引进二等奖、市级三等奖		8 分

新发表 SCI 收录论著和中华系列论著：按表 6 - 20 测算分数（满分 800 分），折合 30 分。

表 6−20　新发表 SCI 收录论著和中华系列论著评价细则

类别	评价细则
A. SCI 收录论著，IF（影响因子）≥ 10	第一或通讯作者，每篇 30 分
B. SCI 收录论著，5 ≤ IF < 10	第一或通讯作者，每篇 25 分
C. SCI 收录论著，3 ≤ IF < 5	第一或通讯作者，每篇 20 分
D. SCI 收录论著，1 ≤ IF < 3	第一或通讯作者，每篇 15 分
E. SCI 收录论著，IF < 1	第一或通讯作者，每篇 10 分
G. 中华医学系列杂志论著	第一或通讯作者，每篇 5 分
H. SCI 未收录的国外期刊论著	第一或通讯作者，每篇 5 分

突出贡献（附加分）。

院士：20 分。国际现任主委、长江学者、国家杰出青年：15 分。国际副主委、国家优秀青年：10 分。

④ 科室管理

科室管理部分的考核由院办、党办、人事处负责。在科主任一届任期期满时进行考核，总分为 100 分，实行扣分制。按照医院对科主任任职的要求，结合科主任岗位职责及签订的《岗位目标责任书》具体内容，对以下四个方面进行考核。

科室年度工作计划和总结提交情况（30 分）。考核各临床医技科室年度工作计划和工作总结按时提交情况，未按时提交的科室每次扣 N 分。

外事工作管理、科室管理小组活动情况（30 分）。考核科室年度外事工作计划与总结、个人出访小结及证件的提交情况，科室人员出访是否按医院规定办理出国境手续并如期返院，科室管理小组是否每月活动，三重一大是否经科室管理小组集体讨论，有无记录，无记录每次扣 2 分，未按时提交计划和总结的科室每次扣 2 分，科室人员违反外事规定的每人次扣 N 分。

院周会出勤情况（30 分）。考核科主任院周会出勤率，院周会出勤率≥90%的不扣分，90%＞院周会出勤率≥80%的扣5分，80%＞院周会出勤率≥70%的扣10分，70%＞院周会出勤率≥60%的扣15分，60%＞院周会出勤率≥50%的扣20分，院周会出勤率＜50%的不得分。

医院重点工作配合及完成情况（10分）。考核科主任在任期内对医院各项重点工作的配合与完成情况，根据具体情况酌情扣分。

上述考核结果可作为科主任聘任的重要依据，结合科室在医教研等其他方面的工作情况，给予科主任综合评价。

⑤ 行风职业道德

主要有六项考核内容：表扬、退红包、病员投诉、出院回访、满意度调查、违规违纪处理。总分100分。设基础分92分，根据科室考核情况进行加减。

表扬：科室收到感谢信、锦旗等表扬，年总数50件以上的，加1分；100件以上的，加2分。

退红包：科室每年退红包人次在50人次以上的，加1分；100人次以上的，加2分。

病员投诉：病员有效投诉每件扣0.5分。

出院回访：2012年，出院回访率低于90%扣0.2分；2013年，出院回访率高于98%且回访及时、记录完整的加0.5分，出院回访率低于90%或回访不及时、记录不完整的减0.2分；2014年，准时回访率高于95%且回访成功率在90%以上的科室加0.5分，准时回访率低于70%或回访成功率低于50%的科室扣0.2分。

满意度调查：以每年医院开展的第三方调查数据为据，2012年，综合满意度大于95%的加1分，小于80%减0.5分；2013年，病区满意度大于98%的加1分，小于90%的减0.5分。

违规违纪处理：年度内科室有违规违纪人员受处理，视情节轻重扣1～10分。

考核结果。最终得分95分以上为优秀；85分及以上，95分以下为良好；70 分及以上，85 分以下为合格，70 分以下为不合格。

⑥ 经济运行

经济运行的指标主要由计财处和资产处进行考核，具体的指标有：每职工门急诊人次；每职工出院人次；每职工手术人次；分摊后人均收支结余；百元收入可用资金；每出院病人收费水平；百元医疗收入消耗卫材；百元固定资产医疗收入；医疗风险金；医保考核；物价考核；固定资产管理考核。

（3）考察谈话

根据任期考评和公开竞聘结果，医院党委会研究确定考察对象；由院考核组着重对拟聘任人选的德、能、勤、绩、廉等情况进行考察，注重考察工作实绩，形成考察材料。考核意见听取范围：被考核者所在部门职工，专家代表，民主党派人员，总支、支部、专科及大科负责人。谈话内容可包含：考察对象在德、能、勤、绩、廉方面的主要表现，群众基础、人际关系、团结协作、是否能调动积极性；任期内科室的管理、科学决策、医、教、研总体运行情况，人才梯队建设；副职侧重工作能力、协调能力、配合一把手工作等方面；如是党员是否具有带头作用，以及存在的问题和不足等。

（二）护士长聘任考核

护士长的聘任考核制度基本与科主任相似。护士长的聘任实行任期考核续聘和公开竞聘两种方式。考核聘任由医院对现任护士长任期内工作做出客观公正全面的评价，并在考核的基础上，决定是否续聘。聘任考核的基本内容也由三大块构成：民主测评与推荐、任期内业绩考核与组织考察谈话。聘期每届为三年。

（三）党政中层管理干部聘任考核

1. 聘任程序

根据岗位情况制订选拔任用中层管理干部方案，公布选拔任用的职位、职数、条件、资格及选拔方式，选拔方式包括组织任命和竞聘上岗两种。职能处室出现空岗，如没有合适人选，原则上采取竞聘上岗的方式。

（1）自荐或组织推荐：凡符合聘任条件和任职资格者可以自荐，一般每人可填报两个岗位，并对填报的第一志愿写出自荐和推荐理由。

（2）民主推荐：在一定范围内进行民主推荐。

（3）公开竞聘：在民主推荐的基础上，医院组织公开竞聘。

（4）组织考察：综合自荐、民主推荐、公开竞聘结果，院党委会研究确定考察对象；由党办、人事处、纪委监察室组成考察小组，着重对拟提拔干部的德、能、勤、绩、廉等情况进行考察，注重考察工作实绩，形成考察材料。

（5）确定拟聘干部：院党委会在认真听取考察汇报、充分讨论的基础上，采用票决制确定拟聘干部人选。

（6）公示：根据院党委会确定的拟聘任干部人选，在全院范围内公示一周，并广泛征求意见，公示结果不影响任职的，办理任职手续。

（7）任用办法及任期：中层管理干部实行聘任制，聘期每届为三年，党的基层组织、工会、共青团负责人实行选任制，并按有关规定按期进行换届选举。新选拔的干部试用期一年。试用期满，经考核合格者，正式任职，不合格者解除试用职务，回原岗位或按原职级安排适当工作。

2. 考核内容

主要由三部分内容构成：民主测评、组织考核和按任期目标责任书要求进行考核。

（1）民主测评。以任期内年度绩效考核及民主测评结果为依据。

（2）组织考核。职能部门正副职、总支书记及院直属科室正职，由医院考核组考核；科长及副科长由所属总支及所在科室负责考核。考核意见听取范围：分管院领导、被考核者所在部门职工、相关部门及科室代表。

（3）按任期目标责任书要求进行考核。以临床各科室对职能部门季度测评为参考。职能部门负责人的任期考核指标围绕任期目标责任书来设计，主要包含工作任务与执行力、劳动纪律和行风职业道德及综合评价三大方面。具体的考核指标如表6-21所示。

表6-21 部门负责人任期考核指标

指标			考核部门	考核办法
工作任务与执行力（50分）	工作任务与执行力（30分）	工作任务、内容完成情况（30分）	各分管院领导	月度计划与月度总结，分管院领导打分
	工作质量（10分）	独立分析问题和综合解决问题（3分）		
		工作方法恰当、准确（4分）		
		工作差错和失误（3分）		
	工作效率（10分）	贯彻落实院部战略及时性（3分）	院长办公室党委办公室	根据具体工作、精神传达、落实反馈结果打分
		传达医院相关会议精神及时性（2分）		
		突发性工作任务完成及时性（3分）		
		重点工作完成及时性（2分）		
劳动纪律和行风职业道德（15分）	劳动纪律（8分）	按时出勤率（3分）	人事处	每月抽查每个职能处室2~3次（人事处由院长办公室、党委办公室考核）
		着装整齐（1分）		
		佩戴胸牌（1分）		
		上班时间是否处理本职工作（3分）		
	行风职业道德（7分）	职能部门投诉（1分）	纪委监察室院长办公室党委办公室	根据三个处室投诉接待登记情况打分
		临床业务科室投诉（1分）		
		患者投诉（1分）		
		违纪、违规情况（4分）		

续表

指标			考核部门	考核办法
综合评价（35分）	临床业务科室评价（15分）	服务能力满意度（3分）	临床业务科室	每季度第一个月院周会上发放调查评分表
		服务时效性满意度（4分）		
		服务态度满意度（4分）		
		主动下基层服务满意度（4分）		
	职能部门评价（10分）	协作精神（6分）	职能部门	
		工作协作性（4分）		
	领导评价（10分）	大局意识（2分）	院领导	
		任务完成情况（2分）		
		团队协作能力（2分）		
		执行力（2分）		
		工作主动性（2分）		

第二节　医院专项考核结果的应用

一　员工个人年度绩效考核结果应用

（一）作为奖励性绩效（简称绩效奖金）的分配和调整的依据

结合医院的战略目标确定员工年度目标，有利于了解组织中每个成员的差异，为其他管理活动提供客观条件，如为晋升、聘任、奖惩、培训、辞退、调资提供依据，能帮助组织确定培训与开发的需要，能作为检验员工招聘和员工培训有效性的手段。

由于大多数医院的医务人员基础性工资收入还处于较低水平，绩效奖金对于大多数医务人员来讲还是最重要的激励因素。对于一些大型公立医疗机构来讲，当前应用的工资体系还是难以体现个体之间的绩效差异。因此，绩效分配机制就成为医疗机构最为重要的薪酬激励工具，医疗机构应该以绩效考核结果作为依据进行奖金分配和调整，可以有效地避免过多人为因素影响而造成的矛盾。

（二）为医务人员的岗位调整和升迁提供参考，建立人才评估体系

随着医疗市场的日益完善，医院间的竞争将更加激烈，这种竞争归根结底将体现为对人才的竞争。每个人都有优劣点，也都有更加适合自己发展的岗位和工作。将绩效考核结果作为科室员工岗位的调整依据，改变了以科主任主观判断和民主推荐等手段为依据的评价方式，区分不同层面的平衡计分卡方法，使医务人员的岗位调整和选拔更具有科学性和针对性，更有利于扬长避短，获取更好的绩效考核结果。

此外，考评员工工作能力，可以使员工了解自身存在的不足，不断改进，并对发展前景有一个客观、全面的认识，从而与培训培养、职位调动有机结合，合理规划职业生涯、进行动态调整。在一定程度上避免人才流失，使医院能够吸引人才、培养人才、开发人才和保留人才。

（三）为人事管理评聘分离提供参考

随着医改的不断推进，多数医疗机构已采用了评聘分离办法来进行临床医务人员专业技术职务聘任。然而在实际工作中，一些医院仍然会面临论资排辈或者因人情聘用人才的现象，这既给管理部门带来了困难，同时也会引起临床医务人员之间的摩擦。通过合理应用绩效考核结果，可以为评聘分离制度提供量化考核数据，使聘任结果更加科学化和具有说服力，符合现代医院人力资源管理的要求。

（四）为人员培训和绩效改进计划提供参考

绩效管理的最终目的和任务是绩效的提高和改进，因此，为绩效改进计划提供依据是绩效考核结果非常重要的用途之一。另外，医院以评估结果为依据，可以使人员培训更有的放矢，有利于取得更好的培训效果，从而提高科室及个人和医院的整体绩效水平。

（五）为临床、医技科室准确定位提供依据

医院的临床、医技科室有各自的特点和优劣势，在同行竞争中处于不同的位置。医院的发展不可能兼顾所有，必然会存在对有些科室或学科更加侧重的现象。将绩效考核结果应用于临床、医技科室之间的比较以及与其他医院同类科室的对比，可以帮助科室正确认识自身的优缺点，准确地进行科室定位和确立发展方向。

二 医师定期考核结果在医院中的应用

医院自制定《医师定期考核实施细则（试行）》至今，已经进行了几个完整周期的考核。从目前的运行情况来看，总体效果是比较理想的，数据来源真实有效，考核结果是客观公正的。对绩效管理，专业技术职务晋升，评优评先以及医师个人评价等方面都起到了重要作用。

（一）对绩效管理的作用

绩效考核与评价作为科学管理的有效手段之一，是医院管理中的一个关键环节。科室绩效考核中，对工作的规范与量化是进行有效绩效管理的重要手段。在医师定期考核系统中，对医师的工作量有明确的统计范围。例如病房工作时间、门急诊工作时间、查房时间、门诊接诊人次、诊治住院病人数、手术台数等都通过积分制量化考核。在平时的工作量考核中，由于专业上的差异和专业技术职务的不同，考核仅限于对本专业之间，同级别人员的工作量和个人工作量之间进行对比，达到标准的得分。

（二）对专业技术职务晋升的作用

在每年的专业技术职务晋升中，可以通过计算医师定期考核的分数对医师医疗工作状况进行客观、公平、公正的量化评价。医师定期考核通过对医疗工作时间、医疗工作量、医疗工作质量、医疗安全和依法规范执业五个方面对医师的工作情况进行考评，以得分的高低进行排名。在医疗工作质量中,考核标准也仅限于本专业中,个人工作与同级别人员平均工作相比较。

(三) 对评优评先的作用

在医院医师定期考核办法中,明确了很多加分项目。这些加分项目大多来自完成上级指令性任务、个人获奖情况等。这些数据的录入可以很直观地体现个人年度获奖情况,对每年的评优评先工作也起到了数据支撑作用。

三 专业技术职务和干部晋升考核实施效果

(一) 建立医教研评价体系,有利于促进医院全面发展

在设定考核指标体系时,既要注重医疗业务的指标,又要兼顾科研指标,还要考虑到教学指标。通过考核体系的导向,合理配置人才,根据医院发展战略,培植医院发展的新亮点,完成学科战略调整的重大任务,实现医院医、教、研全面发展。

(二) 建立日常考核评价体系,有利于提高员工整体素质

日常的考核使员工重视日常工作,而非等到晋升专业技术职务的当年才努力,从而形成在点滴之中努力积累业绩的良好导向。而且员工的考核过程,其实是对全体职工进行素质教育的过程。只有使职工转变观念,全面提高自身素质,引导职工在更大的范围内、更高的层次上开拓创新,不断取得先发优势,医院才能在日益激烈的竞争中立于不败之地。

(三) 软指标的"一票否决",有利于提高医疗安全

通过"一票否决"的指标,促进医务人员认真钻研业务知识,不断提高技术水平和医疗质量,不断提高整体素质,为民服务,提高病人满意度。

（四）支持公益性事业，提升医院社会影响力

公益性指标的设定促进员工积极参与公益性事业。一直以来，医院医护人员积极投身到援疆援藏和抗震救灾的任务中，积极投身到支援基层医疗机构的工作中。

第七章

江苏省人民医院的人力资源管理信息化实践

　　医院尤其是大型公立医院人力资源管理涵盖范围广、日常工作量大，主要涉及的方面包括医院组织管理、员工招聘管理、人才调配管理、员工薪酬福利管理、考勤管理、员工培训与考核管理、专业技术职务管理、人事档案管理和干部选拔任用管理等。然而，多年来，公立医院一直沿用传统的人事管理模式，存在管理理念落后、人员配置缺乏规划、激励管理机制不完善、资金投入严重不足、人事档案服务能力有限等问题，人力资源管理信息化建设方面的基础还比较薄弱，这种管理模式严重制约医院现代化发展的进程。

　　随着医药卫生体制改革和事业单位人事制度改革的不断深入，以聘用制改革、收入分配制度改革、岗位设置管理改革为主的内容，使医院的内外部环境发生了巨大变化，这些变化都对医院人力资源管理工作构成了新的挑战，重新构建符合新形势要求的人力资源管理体系及信息化管理机制，是医院人力资源管理目前亟待解决的问题。

第一节　医院人力资源管理信息化建设背景

一　外部政策背景

《国务院办公厅关于城市公立医院综合改革试点的指导意见》（国办发〔2015〕38 号）中明确提出要加强医疗卫生机构信息化建设，强化信息技术标准应用和数据安全管理。2015 年新出台的《事业单位人事管理条例》对事业单位的岗位设置、公开招聘、竞聘上岗、聘用合同管理、考核与培训等各人事管理环节提出了整体性要求，全面规范、提升人力资源管理水平已经成为当务之急。

医院决策层也将信息系统建设写入医院发展规划文件。2013 年医院工作报告中指出的"加快人力资源管理系统的信息化平台建设，实现人力资源的规范、系统、动态、连续、精细管理"应为当年的重要工作任务之一。2014 年医院工作报告中明确地提出信息平台建设要注重健全体系。围绕电子病历系统、HIS 系统、ERP 系统、OA 系统、远程医疗系统升级加强信息化建设；以 5 级电子病历为建设目标，加强平台数据库建设，统一数据管理；通过无线网络、物联网及虚拟化网络建设为信息技术应用提供路径；加强网络边界安全建设；着力开发并推进干部保健信息化管理、居民健康卡、自助付费、无纸化运行等应用型项目。

二　内部管理现状

近年来，随着疾病谱、死因谱的改变，医学模式逐渐转变为生物－心理－社会医学模式，医院规模不断扩大，工作人员不断增多导致人力资源管理基础性工作大幅增加，人员入职，岗位调整，离职退休，合同管理，考勤管理，统计报表，档案管理，日常的薪酬核算、发放，保险等一系列事务性工作"淹没"了人力资源管理部门，占用了人力资源管理者绝大部分时间。面对日趋复杂而庞大的职工队伍和不断变化的人员信息（如岗位、专业技术职务、学历、职务等），人力资源管理部门的信息获取往往比较滞后，无法及时更新。

（一）人员数量多，身份繁杂，管理难度大

医院人员数量较多，主要分为正式职工、计划外用工人员、"四生"人员三大类。截至 2016 年 12 月，人员数据显示共有 10870 人，其中：正式职工为 4622 人，占比为 43%；计划外用工人员为 3459 人，占比为 32%；"四生"人员为 2789 人，占比为 26%。正式职工是通过招聘录用、调动等手续进入医院的人员，如正式在编人员、聘用合同制人员、外聘专家人员等；计划外用工人员包括劳务派遣人员、外包公司人员、厂家派驻人员等；"四生"人员包括进修生、培训生、实习生及研究生。

（二）信息资源无法实现部门系统间共享，面临"信息孤岛"的困境

目前，医院现有人事档案管理系统、人事招聘管理系统、计划外用工管理系统、护理排班管理系统等多个应用系统，系统之间相互独立，数据资源无法共享，信息维护导致系统重复工作，数据库的信息亦容易出错；人力资源管理报表要求繁多，种类复杂，统计口径存在较大差异，现有的人力资源管理系统导出的数据需进行多库比对及筛选，工作效率大打折扣。以人事报表与花名册为例，人事报表来源多头，不仅需要向医院领导提供数据报表，还需要经常向上级组织部门，如江苏省卫计委、江苏省人社厅、江苏省编办等提供各类报表和花名册，这造成人力资源工作量巨大，而且准确性难以保证。

（三）医院规模扩大，精细化、科学化、可持续发展是必然要求

自 1936 年建院以来，医院发展规模日渐扩大，加上医联体建设、

新门急诊病房综合楼启用、床位数的爆发式增长对人力资源管理工作提出了新的更高的要求，诸如精细化、规范化、科学化等，急需建立一个统一的医院人力资源管理平台，以提高人力资源管理能力和效率，规范人力资源工作流程，提升人力资源与人才管理水平，充分发挥和利用人力资源的效能，建立人力资源健康发展的长效机制，积极为医院可持续发展提供支持。

因此，人力资源管理的信息化建设是医院管理模式重建的重要渠道。实现由传统的人事管理向现代人力资源管理的进一步转变，以改进、完善人力资源管理业务流程为出发点，在形成科学、有效、完整而标准的业务流程的同时，力求系统既能满足现有实际工作的需要，又能体现人力资源管理的特点，实现日常工作管理的规范化、系统化，逐步实现转变。人的问题其实不仅仅是人本身的问题，还必须结合其他方面，特别是延伸到管理、技术和服务等各个层面。

第二节　医院人力资源管理信息系统的构建

一　人力资源管理信息系统开发的原则

（一）注重现代管理理论的应用

在系统构建与开发过程中，坚持以系统论为指导，运用计算机科学和信息科学，实行软件项目管理，遵循软件开发的生命周期，在系统的运行实践中，坚持 PDCA 循环管理理念，达到系统持续改进、不断优化，满足人力资源管理的动态需求。

（二）系统的标准化设计

信息的标准化包括数据采集、数据格式（编码）、数据分类及统计规则的标准化，实现信息标准化的过程就是信息整合、信息挖掘的过程。系统软件开发参照国际及国内标准，如全国干部人事管理信息系统指标体系（国家标准 GB/T17538 – 1998）、全国组织干部人事管理信息系统信息结构体系等。

（三）系统的实用性

在系统的可靠性、安全性与可扩展性基础上，更加注重实用性。系统基本覆盖了人力资源管理的大部分业务流程，满足了人员信息查询、目录检索、数据汇总等管理功能需求，同时也能实现对职工学历/学位、专业技术职务/职务、进修与培训、优秀成果、工资薪酬等情况进行实时动态管理与统计分析，并能形成人力资源综合报告表，为医院制定人才规划、实施绩效管理、组织培训等提供翔实的依据。

（四）信息资源共享与网络化

人事档案材料的客观性、真实性、全面性以及信息的标准化，使系统能为医院的 HIS、ERP 等信息系统提供人员基础数据，通过网络化手段实现人事数据信息共享，确保医院组织人事、科研、教育等部门数据的一致性与时效性，满足临床、教学、科研与管理的需求，提高医院工作效率。

（五）系统建设的连续性和长期性

人力资源管理信息系统是一个动态的信息系统，需要管理人员不断进行及时的更新和维护。一是加强信息数据录入的质量控制，确保信息真实、准确，提高数据库质量，增加系统的可信度和使用率；二是加强人力资源管理者的培训，提高其业务水平和系统软件操作能力，为实现人力资源管理信息化提供有力的保障。

二 人力资源管理信息系统开发与管理

为满足医院人力资源管理信息化的需求，将大数据概念、先进的人力资源管理理念及方法融入信息系统，医院和南京才丰软件公司组建项目组，负责需求调研、开发制作、系统测试、文档编写等工作。项目组实行例会制度，每两周召开一次项目例会，及时通报项目进度、分析存在问题、制定落实改进措施，真正将 PDCA 循环理论运用到项目实践中，确保系统研发成功并顺利使用。

三 人力资源管理信息系统的总体架构

人力资源管理信息系统架构主要分为三层：第一层是基础数据，包含组织机构数据、人员基本数据；第二层是业务数据，包含招聘、合同、考勤、岗位、专业资格、薪酬、保险等；第三层是经营决策数据，主要用于医院经营管理与决策分析等。其中，人事档案管理是人力资源管理的重要基础性工作；数据交换平台是人力资源管理系统与 OA、HIS 等其他应用系统进行信息共享的重要枢纽（如图 7-1 所示）。

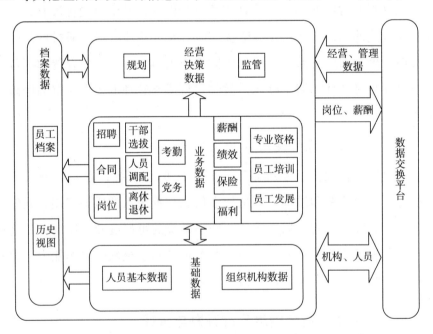

图 7-1　人力资源管理信息系统的总体架构设计①

---

① 本章涉及图片由南京才丰软件公司提供。

第三节 医院人力资源管理信息系统各子模块

一 基本信息管理模块

在首页进行数据预警、待办业务提醒、系统公告的展示。数据提醒功能：根据数据库记录，可以自定义人员的提醒项目（例如职工生日、退休时间、合同到期提醒、聘任到期等）。

（一）组织机构

组织机构是把人力、物力和智力等按一定的形式和结构，为实现共同的目标、任务或利益有秩序、有成效地组合起来而开展活动的社会单位。医院作为一个以提供医疗护理服务为主要目的的医疗机构，具有自己的一套组织构架，如临床医疗科室、行政后勤科室、医疗辅助科室等。

系统以组织树形式罗列了江苏省人民医院、江苏省妇幼保健院、城北分院等相关部门及科室。同时，可以进行组织机构的新增、修改、删除、合并、划转、撤销、调整顺序等操作，如点击机构名称右侧接口出现对应的下设科室。科室及职能部门界面如图7-2所示。

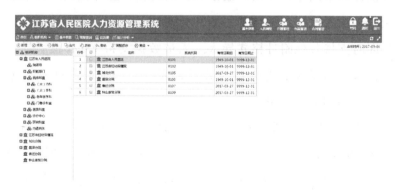

图7-2 科室及职能部门界面

机构管理接口左侧以组织树形式列举江苏省人民医院、江苏省妇

幼保健院、城北分院、盛泽分院、宿迁分院、钟山康复分院等所有科
室、职能部门。可以进行组织机构的新增、编辑、删除、默认排序。点
击机构名称出现对应的该机构下的科室，同时在接口上展示单位编制
信息集、单位核定职数信息集等。单位信息集界面如图 7-3 所示。

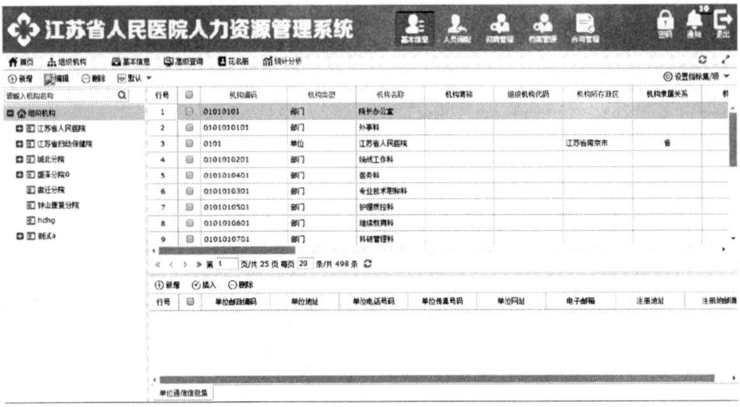

图 7-3　单位信息集界面

(二) 基本信息

系统对医院所有人员实行分库管理，登记和维护人员的基础信息、
子集信息和多媒体信息，以实现人事信息立体化管理。

提供窗体录入方式，录入数据时，同时支持选择代码、直接输入代
码以及直接输入汉字三种方式。照片处理支持 BMP、JPG 和 JPEG 三种
格式，同时支持其他附件格式导入。人员数据支持 Excel 模版导入，支
持批量修改人员信息，对人员相关登记表，支持读取数据直接生成表
样，进行打印和汇总导出。

人员基础信息集主要包括以下内容：姓名、单位、科室、所在片、性
别、年龄、出生日期、身份证号、民族、人员身份、参加工作时间、来院时
间、工龄、档案所在地、联系方式等。人员基础信息集界面如图 7-4 所示。

【人员基础信息集】录入的指标项如下。

进入来源：毕业生、公招、社招、调入、军转、复退。

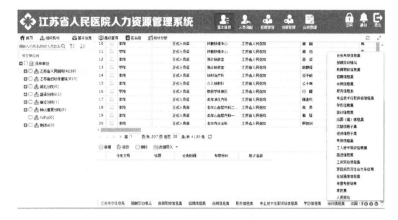

图 7 - 4 人员基础信息集界面

所属编制：事业编制、非事业编制、培训生。

进入途径：公开招聘、人才引进、外聘、学院、调入、转业、复退、其他。

合同签署：医院、学院、妇幼、公司（派遣、外包、派驻、"四生"）。

岗位分类：管理、专业技术（卫生专业技术、其他技术）、工勤、其他。

系统建成的人员数据库分为正式人员库、计划外人员库、离职人员库、离退人员库、社会化培训人员库、其他人员库、死亡人员库等，各人员库之间相互独立，互不影响。人员库界面如图 7 - 5 所示。

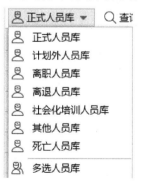

图 7 - 5 人员库界面

（三）查询统计、花名册

系统提供简单查询、通用查询、二次查询和常用条件查询，并可根据相关条件制作花名册（花名册可输出 Excel、Pdf 和 Html 等格式），提供自动排序和手工调整功能。查询统计界面如图 7 - 6 所示。

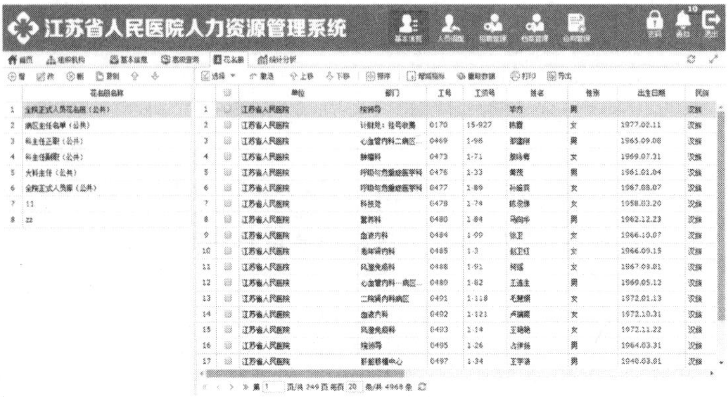

图 7 - 6　查询统计界面

系统设有简单统计、通用统计、二维统计、单项统计和常用统计五种统计方法，能够对查询结果进行多维统计分析，统计结果可以以报表、图表方式输出。

支持从数据库中提取数据，批量生成各类登记表。登记表设计与Word 风格相似，智能适应。表内数值具有计算功能，日期数据具有多种输出格式，照片可缩放。数据提取与导出界面如图 7 - 7 所示。

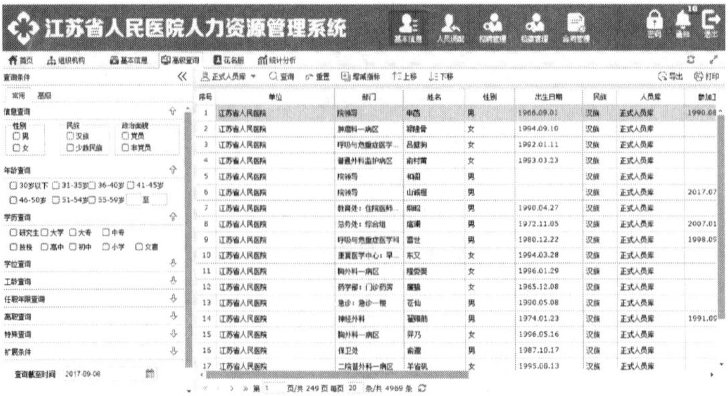

图 7 - 7　数据提取与导出界面

二 新员工入院模块

该模块主要实现对新员工信息录入、员工号生成、初定专业技术职务、完善备案表等功能，并按照年度、批次将所招聘人员进行归档。

（一）招聘

一般一年的招聘分两个批次，两个批次过程基本一致。下半年只是对上半年未招到的人员进行补充。偶尔也会存在对高层次人才的招聘批次。招聘界面如图 7 - 8 所示。

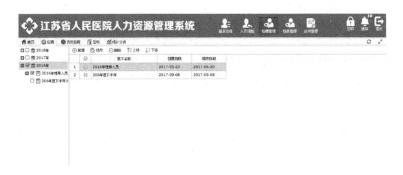

图 7 - 8　招聘界面

【招聘批次】录入的指标项如下。

批次名称：手动录入。

创建时间：根据创建批次，系统自动默认设置为当天日期，且生成后不再变化。

修改时间：根据修改批次名称，系统自动根据当天日期生成。

对于不同批次的新招聘人员可以进行批量导入，导入人员信息后系统自动生成员工号，对于不同类型的员工编号有不同的方式，对于正式员工采用自然数的方式。对于研究生，员工编号前加 Y，进修人员前加 J，临时员工前加 L，由于员工号具有唯一性，一旦使用过，则不能再次使用。新员工信息导入界面如图 7 - 9 所示。

针对每个【招聘批次】记录，增选人员，导入人员信息，保存到

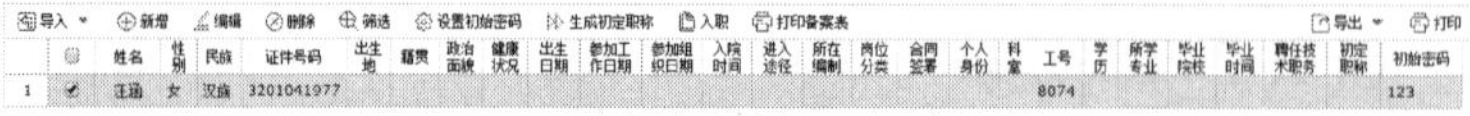

图7-9 新员工信息导入界面

【人员基本信息】中，导入的指标项包括：姓名、性别、民族、证件号码、出生地、籍贯、政治面貌、健康状况、出生日期、参加工作日期、参加组织日期、入院时间、进入途径、所在编制、岗位分类、合同签署、个人身份、科室、学历、所学专业、毕业院校、毕业时间、聘任专业技术职务。具体如下。

工号：系统自动生成。

初定专业技术职务：在系统生成部分外，再进行手动补充。

初始密码：默认为身份证号后6位，也可以重新批量设置为其他密码。

提供导入数据的字段匹配、代码项匹配功能。用户使用自己的表格导入数据，根据提供的字段匹配功能，若字段一致，则匹配成功；若不一致，则提供选择字段功能。通过增加数据源的功能，将匹配后的字段保存为数据源，在下次导入数据时，可直接选择数据源，不需要使用二次重复匹配功能。数据源选择界面如图7-10所示。指标项录入界面如图7-11所示。

【招聘数据源】录入指标项如下。

请选择数据源：下拉列表中出现的选择项为匹配字段处保存的数据源名称。

【导入数据字段匹配】录入指标项如下。

现字段：下拉列表选择系统字段。

对应系统指针：下拉列表选择系统标准代码项。

医院的人员分类情况：正式员工分为事业编制员工和非事业编制员工。其中，事业编制员工包括医院编制、妇幼分院编制、南医大学校编制员工。非事业编制员工包括通过主管部门公开招聘的当年应届生。计划外员工包括第三方公司派遣人员、派驻人员、外包人员等。编制、合同签署、进入途径信息界面如图 7 – 12 所示。

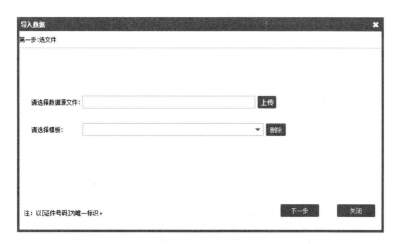

图 7 – 10   数据源选择界面

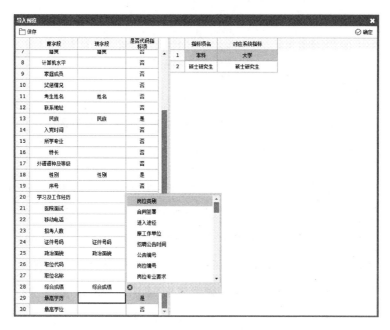

图 7 –11   指标项录入界面

　　需要将招聘人员的一些基本信息导出，导出时基本信息可以选择，人员也可以选择。对于新招聘人员需要汇总导出入院通知单。

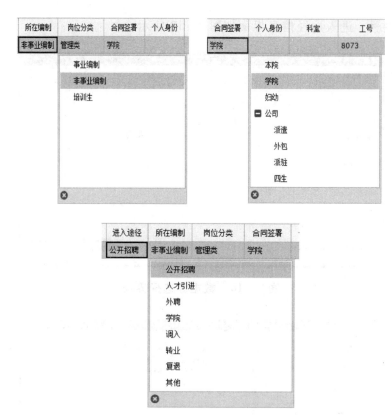

图 7 - 12　编制、合同签署、进入途径信息界面

（二）入职

新员工个人登记表可以自动生成，可以导出、打印 Excel 表格，备份文件表每年填写时间不一致。招聘管理人员也需要对员工提交的备案表进行修改、打印。备案表中学历字段内容为：初中、高中、中专、大专、本科、硕士研究生、博士研究生。岗位类别内容为：管理类、专业技术类、工勤类。招聘人员备案表界面如图 7 - 13 所示。

（三）入职

针对前期招录新职工，医院执行轮转制度，定科主要为确定培训生调入哪个科室，入职后员工由教育处负责，对于不同人有 2 ~ 3 年的培训期，培训期结束，提醒哪些人员需要定科。定完科后，从系统中导出定科名单（不含社会化培训人员）。人员定科界面如图 7 - 14 所示。

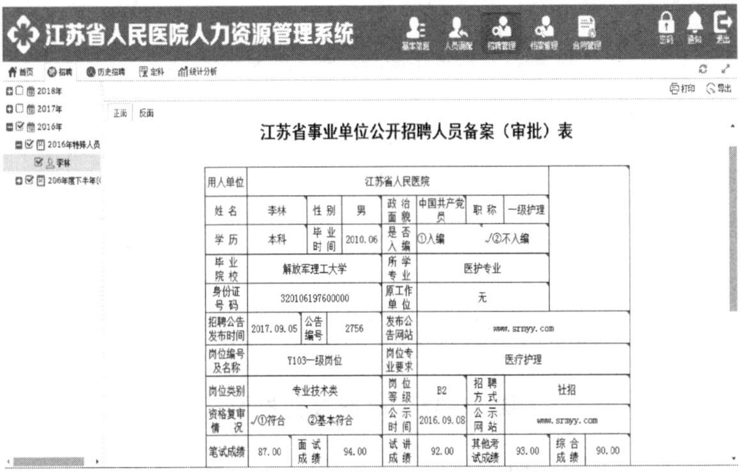

图 7 - 13　招聘人员备案表界面

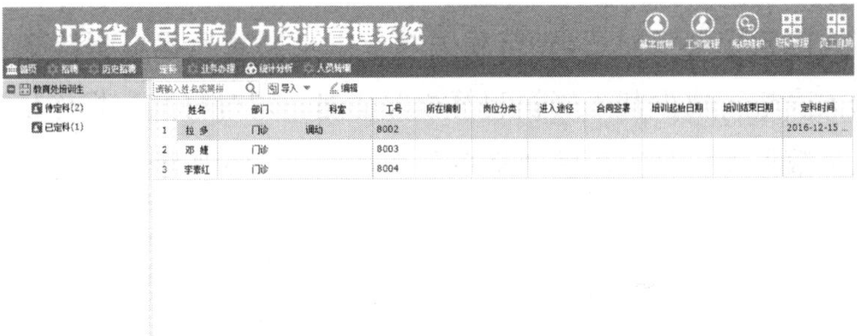

图 7 - 14　人员定科界面

三　员工离院模块

（一）辞职申请

员工个人提出申请，在员工自助接口中填写辞职报告，系统自动生成员工离院通知单（编制内员工同时生成辞职申请表），同时向工资福利科下发提醒暂停发放相关福利待遇和社会保险的通知。辞职报告界面如图 7 - 15 所示。

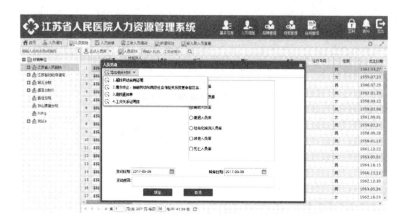

图 7 – 15　辞职报告界面

（二）辞职报告审批

由科主任、大科主任（总支书记）签字后交人事部门审批（部分人员需报院领导签字同意）。待相关领导审批同意后生成保险关系变动表等相关表格，减少其工资福利等相关待遇，同时将其数据库信息拉至离院人员数据库。员工离院通知单界面如图 7 – 16 所示。

存根

兹有　科　同志，于　年　月　日办理离院手续。（辞职、调动）

年　月　日

职工离院通知单

兹有　科　同志，于　年　月　日办理离院手续，请审核同志有无未了事宜，如无请印盖章，特此通知

江苏省人民医院人事处

年　月　日

工资福利科	院办	党办	科技处
保卫处	工会	护理部	医务处
教育处	计财处	预防保健中心	被服室
职工食堂	团委	院资产管理科	图书馆
医患沟通中心	信息处	一卡通办	公费医保办

注：此单盖章之后，交人事处存查。

图 7 – 16　员工离院通知单界面

四 岗位变动模块

(一) 岗位变动报告审核

有岗位变动需求的人员在调出科室时提出申请，系统生成人员调动申请表，由调出科室和调入科室科主任及分管院领导签字后提交人事处审批，人事处审批同意后人员可调动至新科室，同时生成院内津贴变动表。

(二) 绩效考核档案

在人才库中，获得重大奖项、特别贡献奖的进行优先显示。档案考核中，系统可以随时导入成绩。将从科技处获得的头衔导入，通过扫描将信息扫描进系统。

(三) 三年人员调动

存在岗位的批量调动，三年一次的人员调动即一年主要是科主任，一年主要是职能部门人员，一年主要是护士长的调动，人数在 100～200 人。人员调动界面如图 7－17 所示。

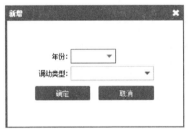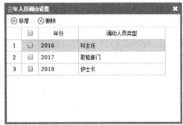

图 7－17 人员调动界面

【三年人员调动】录入的指标项如下。

年份：下拉列表选择年份。

调动类型：下拉列表选择科主任、职能部门、护士长。

(四) 年审

主要是劳动年检，人社部门有现成的窗体，系统自动生成表格，并自动获取对应类型的用人情况、在编人员数、在职人员数、合同人数、农村人口、城镇人口等情况。填好后，上交人社部门。

（五）请假管理

1. 科主任外出请假

科主任外出请假，对于正副主任一年允许出国天数、出国次数有规定，人事处需要对正副主任每年的出国天数、出国次数进行审核，审核完上报职能部门进行报批，在上报的表单上显示当年已经出国天数及次数，人事处的表单显示每位正副主任是否超出规定的内容，以方便审核。科主任请假，科主任调出请假单交由大科主任签字，填写完成后交由人事处审核，再由职能部门审批，最后返回人事处，以便人事处年终统计。若中途审批未通过，则员工请假失败。

科主任、职能部门负责人外出请假单界面如图 7－18 所示。

2. 普通员工请假

普通员工请假应根据医院假期管理规定：请病假原则上必须当天本人提供由医院相应专科副主任医师及以上专家（1 个月及以上的病假由专科行政正副主任）出具的，并需经职工健康管理科审核确认的疾病诊断书、病假证明，否则一律无效。因公出差或探亲期间在外地生病，逾期不能返回工作岗位的，应及时与职工健康管理科联系，回院后出具当地医院就诊证明等材料，补办相关请病假手续。对于事假，需要报人事处审批，超过三天需上报院领导审批。

（六）退休返聘

根据医院返聘管理相关规定，行政后勤人员基本上不予以返聘；临床一线高级专业技术职务医生或高级专业技术职务护理人员，医院返聘不能超过三年，返聘次数显示在窗体上。返聘签合同，需要进行标记，一年到期进行提醒，返聘三年进行提醒。

科主任、职能部门负责人外出请假单

2016年12月28日

姓名		科室		职务	
请假事由				目的地	
出发时间		返回时间		外出天数	
出境手续	因公☐	因私☐	外出期间科室临时负责人		
科室意见			大科意见		

人事处审核   **审核人：**

本年度出国(境)次数(含本次)	是否超过出国(境)次数	本年度外出天数(含本次)	是否超过规定外出天数
1	否	0	否

相关职能部门审批

门诊部	医务处	院（党）办

院领导审批

分管院领导意见	院长（书记）意见

注：1、临床医技科室主任全年因公外出（含出国）时间，正主任不得超过30天，副主任不得超过20天（节假日除外），因公出国不得超过2次，各职能部门、总支正副职外出参照此规定。

图 7-18　科主任、职能部门负责人外出请假单界面

五　合同管理子系统

（一）劳动合同

1. 合同窗体

对于合同中的全部人员，需要进行自定义，这是由于人员种类比较复杂：主要分为医院编制（聘用合同制）人员、劳动合同制人员、学院编制人员。培训生、高层次人才、计划外人员的合同需要单独区分。合同窗口界面如图 7-19 所示。

办理合同中增加合同类型（劳动合同、聘任合同），办理合同接口

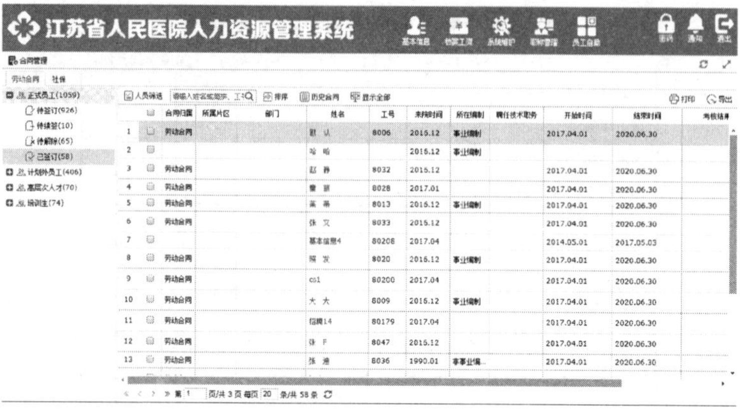

图 7 - 19 合同窗口界面

中增加历史合同签订的时间。设置好起始时间，自动生成结束时间。第一份合同期限为三年，第二份合同期限为五年，第三份合同期限为长期。将上半年签订的合同的结束时间设置为三年后的 6 月 30 日，下一份合同的起始时间设置为 7 月 1 日。下半年签订的合同的结束时间设置为三年后的 12 月 31 日，下一份合同的起始时间是第四年的 1 月 1 日，合同时间大于等于 3 年，小于等于 3.5 年。在系统中把考核通过人员的续签合同的信息推送到员工自助接口，员工可以看见推送的消息，员工可以点击同意或不同意，合同中的岗位和专业技术职务处的聘用岗位一致，预留接口对合同中的岗位和拟聘处聘用的岗位保持一致，劳动合同书界面如图 7 - 20 所示。

【合同办理】录入的指标项如下。

劳动合同：签订、暂缓、不签。

社保：首次办理、参（续）保、退保、不办理。

合同期限形式：有固定期限、无固定期限、以任务为限、其他合同期限。

合同类型：下拉列表选择劳动合同、聘任合同。

合同起始时间：手动录入。

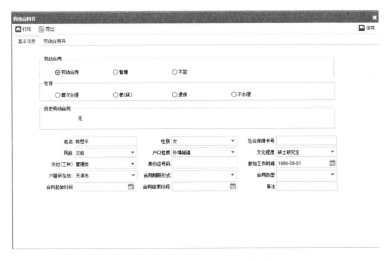

图 7 - 20　劳动合同书界面

合同结束时间：系统根据合同起始时间，预设生成，可以进行手动修改。

2. 历史合同

历史合同中需要将员工在医院签过的所有合同展示出来（以列表的形式）。历史合同查询，需要按照签订合同的批次存放，查询按照批次查询，只存放正式人员的合同。

（二）社保

社保处只显示需要交社保的人员名单以及需要缴纳的社保金额。社保类型分为首次办理、参（续）保、退保。在系统中，将社保号信息列入，算社保基数时，需要核对名单，社保中心提供的名单包括社保号、姓名、身份证号。医院的人员名单只有姓名、工号、身份证号。根据工资计算社保基数，需要核对社保号。正式人员与计划外人员的计算方法一致。

编制外员工缴纳的社保属于企业型，编制外员工在江苏省工伤医保中心缴纳社保，编制内员工在南京市社保中心缴纳社保。编制内员工的养老保险是在江苏省机关事业单位养老保险管理中心缴纳的。编制内员工的养老保险正在核定。编制内员工只交三险，有公费医疗。社保信息界面如图 7 - 21 所示。

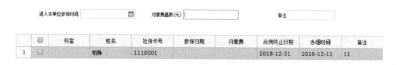

图 7 - 21　社保信息界面

参保日期：在签署合同时，手动录入。

月缴费基数：在签署合同时，手动录入。

备注：在签署合同时，手动录入。

（三）公积金

合同模块中的公积金由医院计财处直接管理，只需要导入资料。

六　考勤管理模块

考勤管理作为人力资源管理的基础性工作，直接关系职工工资发放、绩效考核等，因此，考勤管理必须做到输入打印快捷化、统计汇总科学化、管理制度可视化。

（一）数据预警

在每天的考勤管理中，抓取每天的考勤数据，对需要提醒的人员，人事处应进行预警。需要提醒的人员包括连续三天未刷卡考勤、病假已经三个月。一天需要在来院时间刷卡，离院时间刷卡，当天有一次刷卡，记为到岗，不需要进行预警。病假人员与职工健康管理科信息进行匹配，员工在系统中上传病假条，若没上传病假条，则应跟职工健康管理科进行人员病假确认。

（二）日考勤记录

科室考勤员在系统中进行各科室员工的日考勤记录，请病假的人员需要到职工健康管理科进行审核，员工在员工自助页面点击请假，再拿着病假条到职工健康管理科进行审批，职工健康管理科同意盖章，并在系统中对其所请病假进行同意。当天科室考勤员对未刷卡员工进行提醒。并在月初时进行月度初始化，将当月中所有周六、周日设置为休息日。月初第一天做考勤数据分析，以计算该月的实际工作日期，工作日算法为一个月所有日期减去双休日，如果该月存在中秋节，则减掉一天，如果该月有春节，则减掉三天。由于科室人员数基本在 200 人左右，需要对人员考勤进行批量设置。考勤记录表中全部使用医院的符号进行记录。科室考勤员提交考勤记录表时，应将科室人员考勤记录表中没有任何记录的部分默认为病假。考勤记录表界面如图 7－22 所示。

职工考勤记录表

	星期	四	五	六	日	一	二	三	四	五	六	日	一	二	三	四	五	六	日	一	二	三	四	五	六	日	一	二	三	四	五	六
姓名	工号	1	2	3	4	5	6	7	8	9	10	11	12	13	14	15	16	17	18	19	20	21	22	23	24	25	26	27	28	29	30	31
王丹	3454	√	√	休	休	√	√				休	休						休	休						休	休						休

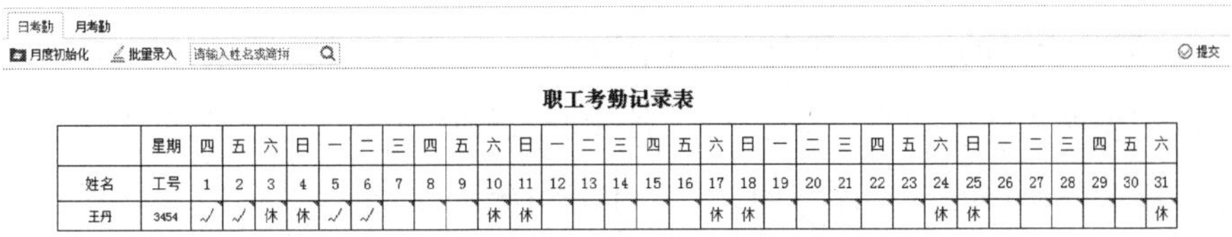

图 7－22　考勤记录表界面

考勤记录符号标记如表 7－1 所示。

表 7－1　考勤记录符号标记

状态	记录标注符号	状态	记录标注符号
出勤	√	丧假	丧假
节假日休	休	探亲假	探亲
病假	△	放射保健假	防保假
事假	○	补休	补休
旷工	×	脱产读研/博	读研
年休假	年休	公派出国	出国
婚假	婚假	下乡	下乡
产假/陪护	产/陪	外派支援	支援

续表

状态	记录标注符号	状态	记录标注符号
计划生育假	计生假	其他	其他
出差	出差	教学	教学
半休	半	分院区出勤	√

（三）考勤汇总

一个月考勤结束，系统将个人详细月考勤情况发送至员工自助接口处。将各部门的月度考勤汇总自动生成月度考勤汇总表。按照月度计算考勤情况，点击部门出现该部门下的全部人员的考勤情况，搜索部门也会出现该部门下的全部人员出勤情况。需要汇总导出异常考勤汇总表（一个月），除去全勤的人员，其余人员全部需要，不用分科室，需要按科室排序，备注中说明为什么出现异常情况。备注开放修改功能。点击汇总表中的数字，就会弹出该假的具体日期。职工出勤情况统计表界面如图 7－23 所示。

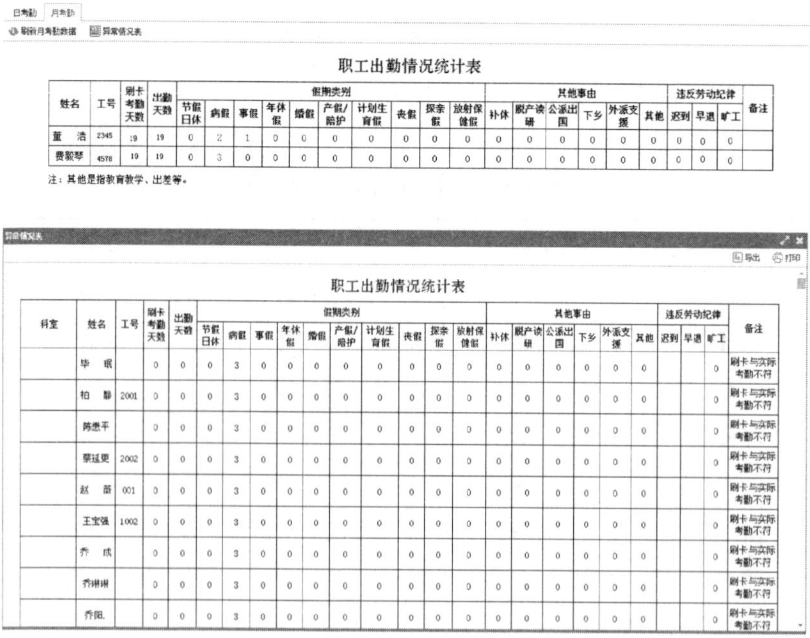

日考勤 月考勤

刷新月考勤数据 异常情况表

职工出勤情况统计表

姓名	工号	刷卡考勤天数	出勤天数	假期类别										其他事由						违反劳动纪律			备注
				节假日休	病假	事假	年休假	婚假	产假/陪护	计划生育假	丧假	探亲假	放射保健假	补休	脱产读研	公派出国	下乡	外派支援	其他	迟到	早退	旷工	
董　浩	2345	19	19	0	2	1	0	0	0	0	0	0	0	0	0	0	0	0	0	0	0	0	
费毅琴	4578	19	19	0	3	0	0	0	0	0	0	0	0	0	0	0	0	0	0	0	0	0	

注：其他是指教育教学、出差等。

异常情况表

导出 打印

职工出勤情况统计表

科室	姓名	工号	刷卡考勤天数	出勤天数	假期类别										其他事由						违反劳动纪律			备注
					节假日休	病假	事假	年休假	婚假	产假/陪护	计划生育假	丧假	探亲假	放射保健假	补休	脱产读研	公派出国	下乡	外派支援	其他	迟到	早退	旷工	
	毕　珉		0	0	0	3	0	0	0	0	0	0	0	0	0	0	0	0	0	0			0	刷卡与实际考勤不符
	柏　静	2001	0	0	0	3	0	0	0	0	0	0	0	0	0	0	0	0	0	0			0	刷卡与实际考勤不符
	陈贵平		0	0	0	3	0	0	0	0	0	0	0	0	0	0	0	0	0	0			0	刷卡与实际考勤不符
	蔡廷更	2002	0	0	0	3	0	0	0	0	0	0	0	0	0	0	0	0	0	0			0	刷卡与实际考勤不符
	赵　蕾	001	0	0	0	3	0	0	0	0	0	0	0	0	0	0	0	0	0	0			0	刷卡与实际考勤不符
	王宝强	1002	0	0	0	3	0	0	0	0	0	0	0	0	0	0	0	0	0	0			0	刷卡与实际考勤不符
	乔　成		0	0	0	3	0	0	0	0	0	0	0	0	0	0	0	0	0	0			0	刷卡与实际考勤不符
	乔琳琳		0	0	0	3	0	0	0	0	0	0	0	0	0	0	0	0	0	0			0	刷卡与实际考勤不符
	乔阳.		0	0	0	3	0	0	0	0	0	0	0	0	0	0	0	0	0	0			0	刷卡与实际考勤不符

图 7－23　职工出勤情况统计表界面

（四）工资扣减计算

系统根据考勤结果自动计算出工资扣减项及扣减金额。

七 人事档案管理模块

由于人事档案管理具有保密、安全等特殊性要求，医院希望人力资源管理系统兼容现有的档案管理软件，以方便将在档案管理软件上操作的结果直接返回到人力资源管理系统中。在人力资源管理系统中，档案日常业务处理作为一个子模块存在于系统中。档案核实界面如图 7 - 24 所示。

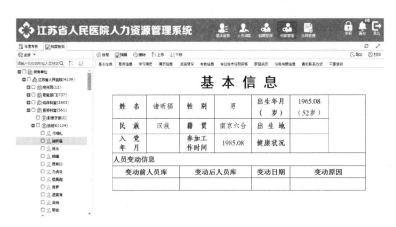

图 7 - 24　档案核实界面

（一）信息管理模块

主要进行档案信息管理，一是职工基本信息管理，即按照部门或科室进行职工基础信息的浏览、添加、修改、删除等；二是职工档案目录管理，即根据职工档案 ID 对其档案正本或副本十大类目录内容进行浏览、添加、修改、删除等。职工档案 ID 统一采用四角号码编译，这种编号具有简便、效率高、误差少、档案存放集中等优点。例如："王强"编译的档案 ID 为"1193"；"王国强"编译的档案 ID 为"1693"；"孙国明"编译的档案 ID 为"9632"。

（二）档案业务处理模块

主要进行档案正副本及档案材料的日常管理，一是档案正副本管理，即档案转进、档案转出、档案查借阅、档案归还等相关登记及批量处理；二是归档材料管理，即档案材料转进、档案材料传递的登记及相关处理；三是"特殊"档案管理，即退休人员档案处理、死亡人员档案处理、判刑人员档案处理、无头档案处理等；四是纸质档案图片管理，即根据职工个人档案目录进行部分原始纸质档案扫描图片的浏览、添加上传及下载等。

（三）查询检索模块

主要进行职工档案信息的检索与查询，根据输入的查询条件，提供职工档案各类信息的检索结果。主要包括简单查询、二维查询、多维查询、代码查询、模糊检索、精确检索。例如：简单查询，即输入查询条件，员工号为"7728"，则检索出员工号为7728人员的信息，并可以记录、简要登记表等形式显示；多维查询，即输入查询条件，性别为"男"且学历为"博士研究生"同时年龄"小于40岁"，则检索出同时符合这三个查询条件的人员信息；模糊检索，即输入检索条件，姓名为"张＊"，则检索出档案系统人员库中所有姓名为"张＊"的职工的人员信息。同时，在将姓名作为查询条件时，系统支持中文和简拼输入功能。

（四）统计分析模块

主要进行职工档案以及档案信息数据的统计分析，一是档案正副本数量的统计：干部编制、人事代理、教学编制、计划外用工、外聘等人员档案数量及版本类别的汇总；在职档案、离退休档案、死亡档案及无头档案的数量汇总；档案转进、档案转出、档案查借阅等情况的汇总统计。二是职工档案信息数据的统计分析：以职工档案基础信息为字段进行统计，查看相关统计分析结果，如查看年龄分布、学历分布、专业技术职务分布、岗位情况、卫技人员比例情况等。同时，分析结果还可以自动生成各类统计图、统计表，并支持人员信息"反查"功能（反查即查看统计表中的某单元格内具体的人员信息）。

（五）报表名册输出打印模块

主要进行"三统一"、组织人事报表及相关表格的输出打印。其中，"三统一"涉及人员名册、档案卡片、档案名册等；组织人事报表，即《干部任免审批表》《专业技术职务变动表》《职务变动表》《年度考核情况表》等；相关表格包括职工花名册与高级名册，如全院职工花名册、党员干部花名册、领导干部花名册等。

八 专业技术职务管理模块

（一）岗位设置

岗位设置主要为了进行定岗，需要将医院各种类型的专业技术职务岗位的核定数、岗位数显示出来，将不同岗位的核准岗位数、聘用岗位数、空缺岗位数展示出来，可以对核准岗位数进行修改。选择不同的单位，能够显示对应单位的岗位聘用情况表，且可以进行多个单位的组合选择，显示多个单位的岗位聘用情况信息。多选单位中只需要江苏省人民医院和江苏省妇幼保健院两个机构。岗位情况聘用界面如图 7 - 25 所示。

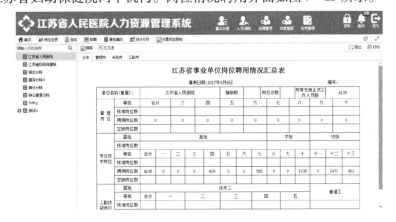

图 7 - 25　岗位情况聘用界面

【江苏省事业单位岗位聘用情况表】录入的指标项如下。

核准岗位数、管理岗各等级的职数、专技岗、工勤岗：手动录入。

（二）报名

显示医院的全部人员，相当于做一个人员库，主要用来显示人员的专业技术职务相关信息，方便查询人员专业技术职务信息。根据报名人员的专业技术职务需要分为不同类型，主要是专技和工勤：选择专技，机构信息展示为专技的专业技术职务等级；选择工勤，机构信息展示为工勤的专业技术职务等级。需要将当年符合报名要求的人员筛出，对专业技术职务报名情况进行预估计。专技报名条件为副高报正高，副高需聘满5年；中级报副高，具有本科学历且中级聘满5年，具有硕士研究生学历且中级聘满4年，具有博士研究生学历且中级聘满2年；初级报中级，具有中专学历且初级聘满7年，具有大专学历且初级聘满6年，具有本科学历且初级聘满4年，具有硕士研究生学历且初级聘满1年；助理级报初级，具有大专学历且助理级聘满3年。可报名人员界面如图7-26所示。

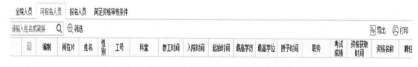

图7-26　可报名人员界面

针对已经报名人员，报名成功后，进行人员信息审核。人员库的基础数据库信息要详细和准确，报专业技术职务时需要通过查看学历和工作经历、工作年限来判断是否可以报名。对于正式员工和计划外员工报名专业技术职务要求一样，但对计划外员工只提供首次入门考试资格，即考核通过也不予以聘用。每年计划外人员报考较少，可以进行手动录入，增加单个新增功能，在输入人名后，下拉列表中显示信息为"人名＋科室＋工号"。人员考试通过后，江苏省卫计委给通过人员电子表格名单，名称为"省人民医院初级专业技术职务通过名单"，名单中只有人员姓名、成绩和报考专业技术职务字段，信息较少，医院增加了姓名匹配功能和导入数据字段匹配功能。报名人员信息界面如图 7－27 所示。

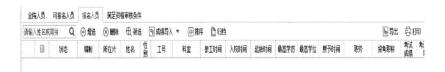

图 7－27　报名人员信息界面

（三）拟聘

根据该名单自动生成拟聘人员表，拟聘条件是当年通过的以及前一年落聘的。拟聘需要将拟聘人员的名单按照专业技术职务类型汇总导出，类型分为医药技、护理、行政、工勤。对于高级的专业技术职务的考核需要增加四个部门的审核，分别是医务处、科技处、教育处、第一临床医学院，其他人员按照类型进行审核，将表按分片（机关片、科室片、外科片、内科片）的方式分给各自的党总支考核，考核完成后，将考核通过的人员名单返回，将各人员的考核成绩导入系统，考核成绩导入采用字段匹配模式，增加备注功能，记录落聘人员落聘的原因。方便对不同类型的人员进行筛选。人员信息导出界面如图 7－28 所示。

拟聘人员确定后，只有护理人员的需要让其填写资格审批表，填写完成后，对其进行发文，审核资格审批表，进行归档操作。护理人员首次聘任，需要在系统发送通知，让其填写资格审批表。除了不需要填写资格审批表之外，其他人员操作过程一致。所有通过党总支考核的中初级人员以

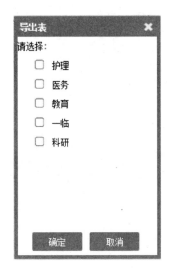

图 7－28　人员信息导出界面

及竞聘成功的高级专业技术职务人员，将被医院各科室录用，统一经过医院发聘文通知相关人员，院发文（聘文）包括初级、中级、高级、工勤四种；聘文现在由专业技术职务工作人员统一手工编辑、核对、发放及存档。

聘文核对完成后提交给档案室以及工资福利科，档案室进行人员专业技术职务的变更，工资福利科进行人员工资的调整。

发文完成后进行归档，归档后人员不管是否聘任接口上都清空。

考核过程不公开，对于正高级竞聘来说，就是高分者进行竞聘。表格字段为科室、姓名、工号、拟聘专业技术职务、参加竞聘次数。拟聘名单界面如图 7 – 29 所示。岗位聘任推荐表界面如图 7 – 30 所示。

是否同意聘任	序号	科室	姓名	员工号	拟聘职称	备注
√	1	信息处	于魄谋	4577	工程师	初次评定
√	2	信息处	苔可	3256	工程师	初次评定
√	3	信息处	康焰	3259	工程师	初次评定
√	4	信息处	赫懿德	3465	工程师	初次评定
√	5	信息处	生齿扬	4605	工程师	初次评定
√	6	总务处，供气班	水粲	4610		初次评定
√	7	总务处	万颢	5447		初次评定
√	8	保卫处	琴苡延	5450		初次评定
√	9	保卫处	莘宽赐	5458		初次评定
√	10	保卫处	林水	2610		初次评定
√	11	药学部，门诊药房	印热慈	7650	助理研究员	初次评定

图 7 – 29　拟聘名单界面

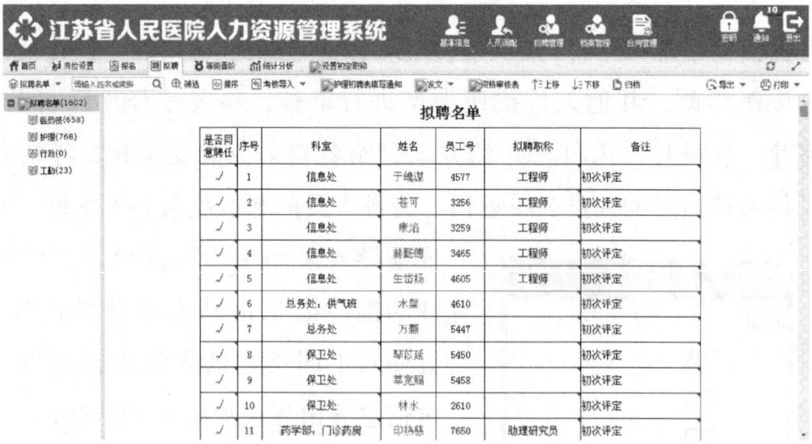

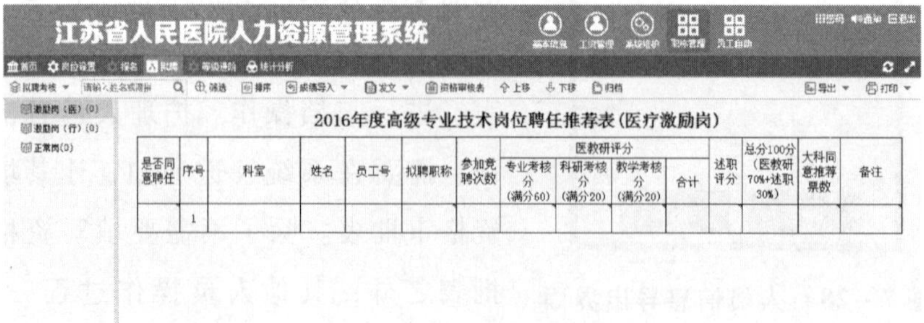

是否同意聘任	序号	科室	姓名	员工号	拟聘职称	参加竞聘次数	医教研评分				述职评分	总分100分（医教研70%+述职30%）	大科同意推荐票数	备注
							专业考核分（满分60）	科研考核分（满分20）	教学考核分（满分20）	合计				
	1													

图 7 – 30　岗位聘任推荐表界面

九　工资管理模块

（一）在职工资

在职员工的工资按照不同类型的人员发放不同的工资，首先在职员工分为编制内（本部、妇幼）人员，编制外（本部、妇幼）、社会化规培、钟山人员，计划外（本部、妇幼）人员，学院人员。不同类型的人员工资构成不相同。编制内（本部、妇幼）人员工资构成见表7-2，编制外（本部、妇幼）、社会化规培、钟山人员工资构成见表7-3，计划外（本部、妇幼）人员工资构成见表7-4，学院人员工资构成见表7-5。

表7-2　编制内（本部、妇幼）人员工资构成

岗位工资	薪级工资	护补1	护补2	岗位津贴	生活补贴	卫生津贴	房贴
临时性补贴	车贴	回补	学院误餐综补	管理交通费	监察津贴	政府特贴	失业险
养老险	公积金	工会会费	红会费	其他所得税	所得税	扣医药费	—

**表7-3　编制外（本部、妇幼）、社会化规培、
钟山人员工资构成**

岗位工资	薪级工资	护补1	护补2	岗位津贴	生活补贴	卫生津贴	房贴
车贴	回补	学院误餐综补	管理交通费	监察津贴	政府特贴	失业险	养老险
公积金	工会会费	红会费	其他所得税	所得税	—	—	—

表7-4　计划外（本部、妇幼）人员工资构成

基本工资	工龄工资	加班费

表 7 - 5　学院人员工资构成

卫生津贴	车贴	政府特贴

（二）离退工资

离退工资分为离休和退休两种人员的工资。离休人员工资构成见表 7 - 6，退休人员工资构成见表 7 - 7。

表 7 - 6　离休人员工资构成

基本退休费	退休人员补贴	护理费

表 7 - 7　退休人员工资构成

基本退休费	退休人员补贴

（三）年度考核（非合同模块）

主要可以进行人员的年度考核批量操作，考核需要以考核年份为录入点，同时记录下办理的时间，考核结果类型有优秀、合格、基本合格、视同合格、不合格、不参加考核、不确定等次、暂缓确定等次、其他。对人员操作结果可以进行撤销。年度考核界面如图 7 - 31 所示。

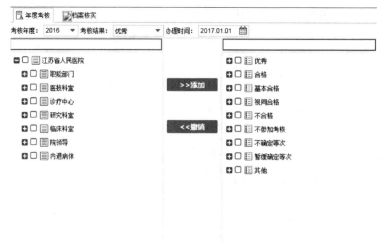

图 7 - 31　年度考核界面

十 编外人员管理模块

该系统用于管理计划外员工，在用户设置里可以设置管理员，根据部门的不同划分不同的权限。

十一 员工自助模块

本子系统主要用于医院员工登录系统查询、修改本人的基础信息，以及报告申请、查看考勤和工资的明细情况。

（一）信息查询

员工登录系统查看本人的基础信息。科室考勤员设置好本科室人员的考勤情况后，员工可登录系统进行本人具体考勤数据的查询。对于已经考核过的年份可以进行年度考核结果的查询。工资福利科核算好人员的工资数据后，员工可登录系统进行本人具体工资数据的查询。员工自助信息查询界面如图 7 - 32 所示。

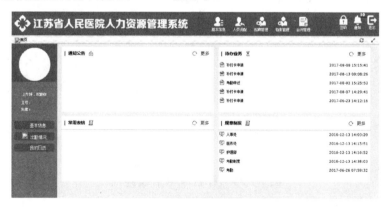

图 7 - 32 员工自助信息查询界面

（二）信息修改

员工登录系统后可以对一些可以修改的基础信息进行修改，也可以上传照片。对于上传的照片存放两张图，一张缩略图（用于展示在界面上），一张原图（用于打印胸卡）。员工自助信息修改界面如图 7 - 33 所示。

姓名	孟翔辅	工号	4447	性别	男
曾用名		民族	汉族	出生年月	1989.04
籍贯		户口所在地			
政治面貌	中国共产党员	参加组织时间		2009.07	
工资号		社保号		8189	
身份证号码	3202821989		婚姻状况		
家庭住址			邮政编码		
手机号码		邮箱地址			
全日制教育	学历	本科	在职教育	学历	
	学位			学位	
	毕业院校	南京医科大学		毕业院校	
参加工作时间	2013.10	参加工作单位		江苏省人民医院	
来院时间	2013.08	所在编制	非事业编制	合同签署	本院
专业技术职称	研究实习员	聘任时间		工资系列	4
教学职称		聘任时间		导师资质	
学习经历					

图 7 – 33　员工自助信息修改界面

（三）报告申请

48 小时内，员工在自助接口进行考勤的补签申请，考勤员以及科主任审核通过后，补签成功，当天上午或者下午考勤系统自动记录为"补签时间"（目前没有补签的机制）。

补打卡申请表界面如图7 – 34 所示。

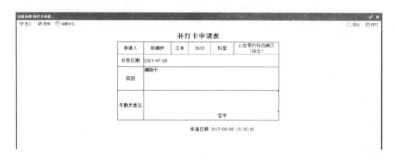

图 7 – 34　补打卡申请表界面

（四）个人登记表填写

员工初次登录系统，在弹出接口进行个人登记表填写，若上交，下次登录系统不再弹出接口，若进行保存或关闭窗口，则每次登录系统都会弹出填写接口，直到上交。

填表说明如下。

1. 简历信息从高中填起，每行记载一段学习与工作经历，每条记录起始时间与上一条记录的结束时间之间的间断时间不能超过半年。

2. 家庭关系中，职务为必须填写项。

若家庭成员中的职务有个体/务农，则工作单位填写家庭住址；若家庭成员中的职务为退休，则工作单位填写退休时工作单位；若家庭成员中无工作的，可在工作单位栏填家庭住址，职务栏必须填"无"。

3. 奖惩栏请填写校级以上奖励，最多不超过 4 个，且必须有获奖证书。个人信息登记表界面如图 7-35 所示。

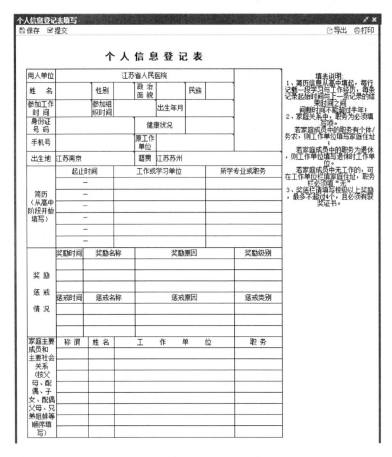

图 7-35 个人信息登记表界面

十二　系统接口模块

医院一卡通系统中的人员数据是完整的，其中的数据主要来源于文件系统和计划外员工系统，文件系统管理医院的正式员工，计划外员工系统管理医院的各种类型的计划外员工。人力资源系统与文件系统和计划外员工系统对接，以获取最全面的人员数据，一卡通系统和人力资源系统对接，随时抽取需要的人员数据。

十三　系统维护模块

（一）代码管理

代码管理是将固化的指标内容分成代码类和代码项，以便于录入及统一管理，用户可通过代码项的调整，适应干部信息管理业务的不断变化，支持代码分级、导入、汇总导出等操作。

（二）用户管理

用户管理可对系统所有的管理对象进行精细的授权控制，包括：功能项、人员和单位信息、操作数据、查询、业务流程、登记表、统计分析和报表等；支持分级授权，拥有多级管理员的授权体系。用户管理界面如图 7 - 36 所示。

目前平台的设置用户角色名称包括：院领导、部门领导、普通单位、档案室、江苏省人民医院、员工。角色管理界面如图 7 - 37 所示。

（三）用户监控

用户监控可以查阅某用户何时进入系统，进行哪些操作，便于系统管理员进行维护。用户监控界面如图 7 - 38 所示。

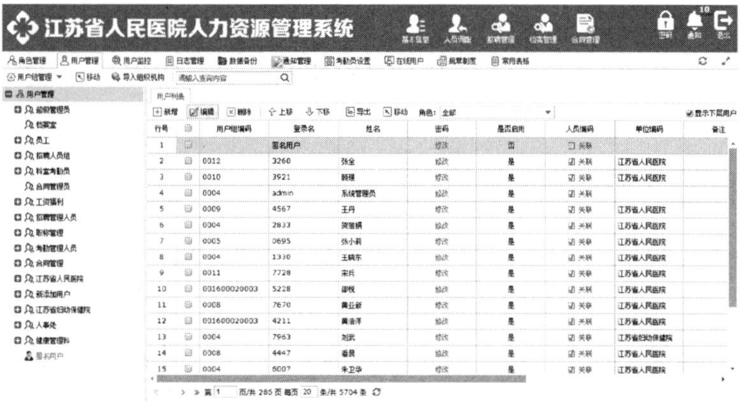

图 7 - 36　用户管理界面

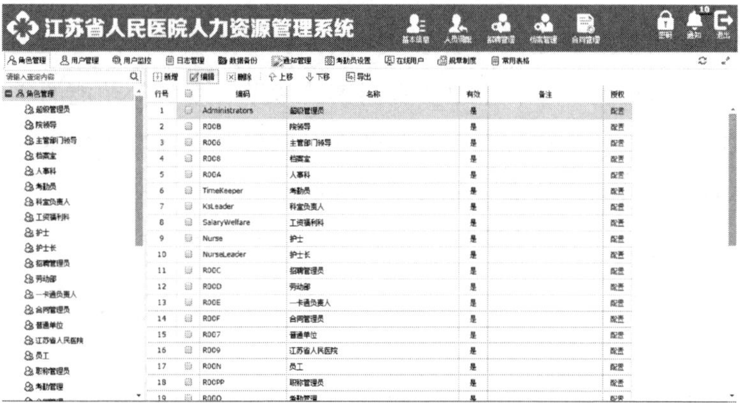

图 7 - 37　角色管理界面

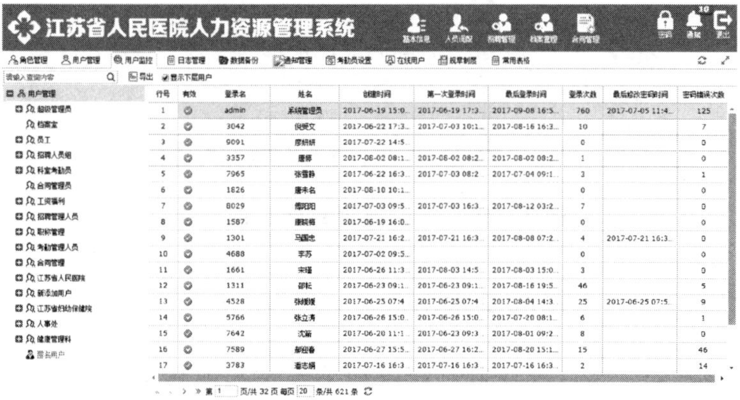

图 7 - 38　用户监控界面

第四节　医院信息化建设的特色——胸牌一卡通

一　一卡通建设总体情况

为进一步推动医院人力资源信息化建设及实践，实现管理科学化、规范化和智能化，根据院长书记联席会纪要内容，医院决定启动胸牌一卡通项目建设，成立了项目领导小组和项目执行工作组。同时，为确保项目顺利实施运行，还设立了一卡通管理办公室。胸牌一卡通项目建设周期为 2.5 年，分两个阶段完成。第一阶段为 1.5 年，主要完成基础设施建设，如门禁系统建设与改造、人员数据库建设、一卡通版面样式设计等；第二阶段为 1 年，主要负责门禁、考勤、就餐等功能的实现及管理，如刷卡考勤、会议签到、就餐消费，制定一卡通管理制度等。

一卡通项目建设时间点如图 7 - 39 所示。

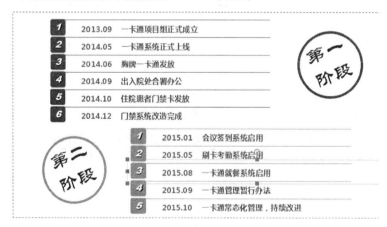

图 7 - 39　一卡通项目建设时间点

二　胸牌一卡通的基本情况

胸牌一卡通通过将计算机网络技术和智能卡技术相结合，建立一个基于医院网络的多层架构、综合软件管理平台，以 CPU 卡为信息载体，实现人员身份认证、门禁、会议签到、刷卡考勤、餐饮消费、停车管理等多种功能。

医院胸牌一卡通主要分为职工卡和临时卡两种。职工卡适用于医院正式在册在职员工使用（含医院返聘退休职工）。临时卡适用于医院聘用的计划外人员、规培生/进修生/研究生/实习生、劳务派遣人员、厂家派驻人员等使用。病员门禁卡适用于住院病人使用。一卡通卡组分为五种类型，具体如表7-8所示。

表7-8　一卡通卡组类型

卡组类型	特点	期限	人员类型
1 类卡组	门禁、会议签到、就餐、停车等功能	无限期	正式职工、院退休返聘职工
2 类卡组	仅开通所在住院病房门禁功能	有效期（入院发卡，出院失效）	住院患者
3 类卡组	仅开通门禁、就餐功能	有效期（严格设定离院时间）	院聘用的计划外人员、"四生"等
4 类卡组	仅开通门禁功能	无限期	消防巡检人员
5 类卡组	仅开通就餐功能	一个月至一年，实行年审制	退休老职工、临时就餐人员

医院根据持卡人的身份设计出不同的版面样式。如图7-40所示，一卡通正面包含姓名、工号、照片、专业技术职务、职务、医院院徽及相关标识。反面包含主要功能标识、使用注意事项等。

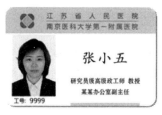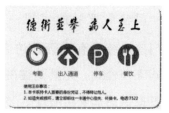

图7-40　一卡通版面样式

三 胸牌一卡通的主要功能

在医院范围内，智能 CPU 卡具有快速、便捷、精确的身份认证功能。一是职工卡表面印有姓名、照片、工号、科室、专业技术职务、职务等人员信息，这能有效实现视觉身份识别，卡内存储的人员身份电子信息能使其代替门禁卡、食堂就餐卡等多种证件；二是住院患者卡内存储病人的姓名、住院号、住院病区等信息，它能代替病人证、住院证、门禁卡等证件。

（一）职工出入院管理

该功能主要是对医院职工进行出入院管理，包括职工进院和离院过程管理。其中"职工来院报到"流程就是人力资源管理部门相关人员通过 HR 系统将新职工基本信息录入系统数据库的过程，通过平台自动进行关联对接同步信息，最终实现一卡通系统信息平台人员信息数据汇总、查看等功能。具体流程如图 7 - 41 所示。

"职工离院"流程主要包括如下环节：员工个人提出申请，在科室用户端填写辞职报告，系统自动生成员工离院通知单（编制内员工同时生成辞职申请表），同时向工资福利科下发提醒暂停发放相关福利待遇和社会保险通知，分别由科主任、大科主任（总支书记）签字后提交人事部门审批（部分人员报请院领导审批），待相关领导审批同意后生成保险关系变动表等相关表格，以减少其工资福利等相关待遇，同时将其数据库信息拉至离院人员数据库。具体流程如图 7 - 42 所示。

（二）门禁管理功能实现

由于门禁系统是有效管理访客的重要手段，医院临床医技科室采用了封闭式管理模式，尤其是住院病房实行限时探访管理制度，为职工和住院患者提供更加安全有序、整洁舒心的医院环境。职工根据个人权限等级进出医院相应功能区域，这样能够规范职工进出管理，确保重点

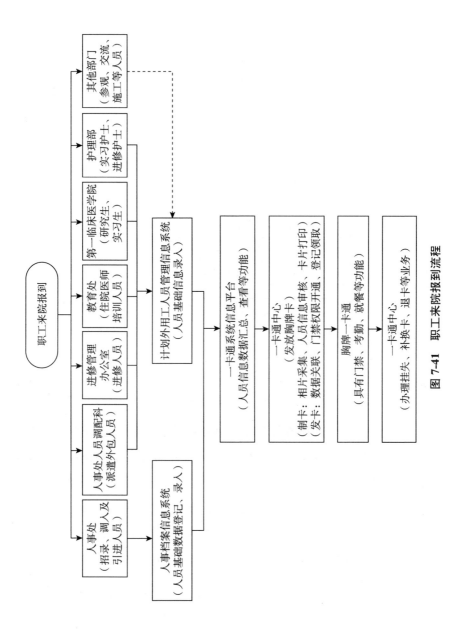

图 7-41　职工来院报到流程

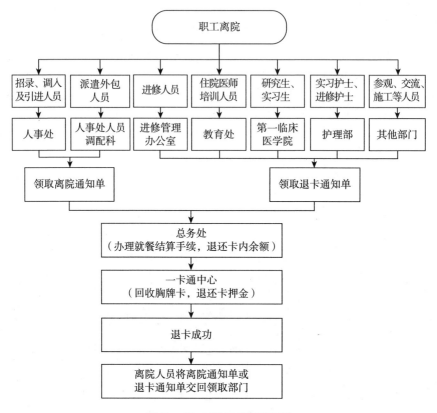

图 7 - 42　职工离院流程

部门、重点人员、重点物资的安全，如临床实验室、药品药库、消防安保监控室、财务部门以及隔离病房等。同时，还可以把门禁控制器记录的进出日志作为统计或事故调查的依据。在硬件建设方面，现有门禁点113 个、读卡器 188 个，同时新增 17 个门禁点。普通区域进入时使用刷卡开门，离开时使用按钮开门，重点区域采用进出刷卡的方式进行管理。同时在门禁区域内部安装玻璃破碎按钮，供紧急情况下开门使用，以满足消防需求。门禁系统通过对智能卡的开门权限设置，实现对办公室、会议室、档案库、机房、通道门等场所的人员出入进行有效控制和监管。

（三）考勤管理功能实现

考勤管理系统可帮助医院实现对员工的考勤、信息查询和考勤统计等工作的自动化管理。通过员工上下班在指定考勤机上刷卡，数据自动上传，系统自动分析，做到数据处理快捷高效，报表清晰明了，查询统计快速灵活，从而提高了医院的人事管理水平。考勤流程主要包括以下环节：科室通过系统上报本科室人员当月考勤情况，系统自动与一卡通刷卡考勤系统进行匹配，病假人员与职工健康管理科登记的病假情况进行匹配，有不符的职工健康管理科应提醒人事部门进行核实，病假超过 3 个月的自动提醒人事部门注意，系统根据考勤结果自动计算出工资扣减项及扣减金额。考勤流程如图 7 - 43 所示。

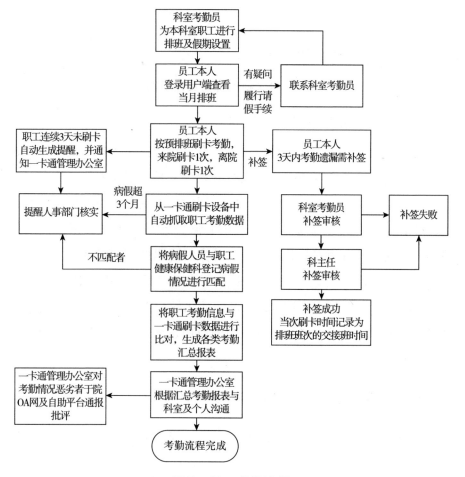

图 7 - 43　考勤流程

刷卡考勤反馈机制如图 7 - 44 所示。

院部	人事处：将全院职工刷卡考勤原始记录，以科室或部门为统计单元，通过OA网传阅方式发送给职能处室负责人、临床医技科室主任、护士长及考勤员（完成时间：每月5号前）
科室	各处（科）室： 1.根据职工刷卡考勤原始记录，对照纸质手工考勤表，就非正常刷卡考勤情况（如上下班未刷卡、出差、病事假等）进行核查，并提供相关合理解释或证明材料； 2.科室人员最终考勤结果及证明材料必须由处（科）室负责人签字确认，并送交人事处（完成时间：每月10号前）
院部	人事处：根据各（处）科室上报的职工最终考勤结果及相关证明材料进行审核、登记备案，并送交计财处及工资福利科（完成时间：每月15号前）

图 7 - 44　刷卡考勤反馈机制

（四）就餐消费系统功能实现

利用智能卡的电子钱包功能进行消费支付，持卡人在医院食堂、超市、图书馆、停车场等消费场所进行非现金交易，不仅方便、快捷，而且避免现金交易，降低现金管理风险。同时，医院各消费点的消费数据能通过前置通讯服务器统一上传到中心服务器进行处理，每个消费终端都可以独立进行消费扣款操作，支持实时通讯的消费模式。

一卡通系统具有统一的数据中心，能融合医院 HIS、PACS、LIS、ERP、财务等信息系统，并为其提供标准化的数据接口，拓展和延伸信息技术在临床、教学、科研和管理中的应用，满足数字化医院建设的多功能需求。

四　一卡通信息系统维护与管理

医院颁布了《江苏省人民医院胸牌一卡通管理暂行办法》《江苏省人民医院一卡通临时就餐卡办理规定（试行）》《一卡通门禁管理规定（试行）》等规章和条例以实现一卡通规范化、程序化的管理。在《江苏省人民医院胸牌一卡通管理暂行办法》中明确规定了相关机构的权限和职责，其中信息处负责一卡通系统的日常维护和技术支持，对一卡通系统操作人员进行操作权限分配和日常使用情况管理、督查等工作。一卡通管理办公室负责一卡通系统基础人员信息库的建立和维护，负责制定一卡通发行、卡权限分配、挂失、注销、退卡等相关制度和工作流程，对人员身份进行审核和管理。总务处负责一卡通系统硬件设施的建设和维护工作，并制定相应的应急预案，负责一卡通就餐人员的日常管理工作。保卫处负责门禁通行、探视陪客等一卡通系统使用管理，对相关记录进行汇总和分析。计财处负责一卡通系统就餐消费、补贴结算等财务报表的审核，对相关会计凭证的复核工作。各处（科）室负责所属员工的一卡通系统的日常管理工作，负责对相关人员的培训教育，督促规范使用一卡通，遵守相关管理规定。

五 实施一卡通管理的工作成效

依托于一卡通系统建设，实现了对医院信息资源"1＋N"模式的整合，将医院原有的单一服务功能转为多元化综合服务，取得了良好的实际应用效果。首先统一了技术规范与标准，实现基础数据共享与实时同步。系统采用统一标准编码构建中心数据库，通过网络技术实现各个应用系统与中心数据库的一致性和同步性，减少数据重复率，有效实现资源整合的一体化。其次促进了医院内部流程优化，实现管理科学化、规范化。系统采用统一身份认证、统一授权管理，消除了原先卡片管理部门多、授权繁杂等弊端，实现了操作简便、流程合理的规范化管理。此外实现了"一卡多用"，提高了医院的整体工作效率和外部竞争力。通过门禁管理、消费支付及其他功能的应用，便捷、高效的管理理念已经融入医院日常管理中，提高了职工和住院患者的满意度，医院安全有序的工作环境得到有力保障。最后优化了人力、医疗和服务资源，提供了管理决策参考依据。通过对食堂消费、会议签到和考勤、科研及教学等相关数据的处理和统计分析，为医院实现精细化管理提供数据支撑，进一步促进医院管理效率和服务的提升。具体有以下几点成效。

（1）职工管理更加科学规范。通过胸牌一卡通，实现人员信息数据源头管理，达到进修生/培训生/研究生/实习生、厂家派驻人员、劳务派遣人员等计划外用工人员"所属管理、部门管理"的目的。

（2）管理流程更加合理便捷。通过手术室门禁，规范医生手术申请流程，确保手术安全及手术室质量，降低院内感染率；通过出入院合署办公，住院患者办理出入院手续更加合理、便捷。

（3）安全管理更加有效有序。住院病房实行限时探访制度，病区盗窃案件显著减少（同比下降70%），发放宣传单、小广告的情况明显减少；通过门禁消防实地演练，提高职工应急能力，医院安全管理更加有序。

（4）住院病房环境更加舒适整洁。通过患者门禁卡的管理，设立病房探视时间（15：00～20：00），住院患者一人一卡，保证非探视时间内病房诊疗、康复环境的舒适及整洁；通过门禁管理员耐心解释、劝导，加强医患分流，避免交叉感染。

第八章

江苏省人民医院的组织架构与人力资源管理组织分工体系

近年来医院取得了快速的发展，特别是在人力资源管理工作方面做了很多务实的创新工作。而这些创新工作的展开，与医院拥有一个优秀的人力资源管理团队是分不开的。

第一节　医院的组织架构体系

由于公立医院自身行业特征的特殊性，不能照搬一般组织的结构模式，医院根据自身特点，以新医改为契机，设计出了一套既能满足自身系统性需求又能满足高效市场化外部要求的组织架构。

医院目前共有医院本部、妇幼分院、盛泽分院和城北分院四个院区。医院本部包括职能部门、临床科室、医技科室、诊疗中心和研究科室五类部门。职能部门是在院长和分管院长领导下，负责制定计划的实施方案、步骤和程序，协调各部门活动，对各项工作进行指导与控制，并及时向上级反馈的管理部门。医院本部的职能部门包括党委办公室、院长办公室、人事处、医务处、护理部、教育处、科技处、计财处等机构。临床科室主要负责日常的诊疗工作，这是医院各项工作的重中之重。临床科室按照教学医院的要求及医院的发展需要设置（大）内科、（大）外科、老年医学科、门急诊科室，并进一步分设为内科 12 个专科、外科 12 个专科、老年医学科 9 个专科、门急诊科室 4 个专科。医技科室与临床科室紧密相连，相辅相成，其主要任务是为临床科室提供高质量的诊断服务。医技科室主要包括影像学部、检验学部、药学部、病理学部等科室。诊疗中心是在医院优势学科基础上，整合多学科资源，促进多学科融合，形成合力，扩大规模，以解决疑难急危重症为定位，实现医院"调高峰"战略目标，而建立的具有一定影响力的医学中心。诊疗中心包括肝胆中心、胰胆中心、胃肠外科中心、康复医学中心、重症医学中心、冠脉中心、生殖医学中心、心血管病中心、肿瘤中心、内分泌代谢病中心、肾移植中心 11 所机构。研究科室主要承担临床医疗技术的研发工作，负责研究和开发更加先进的医学理论和专利技术并将之加以临床应用，以提高医院整体医疗水平和质量。研究科室主要包括公共实验研究平台、心肺疾病研究所、肿瘤研究所、器官移植研究所、过敏与自身免疫性疾病研究所、生物治疗与组织再生研究所和肝脏外科研究所。医院组织架构见图 8-1。

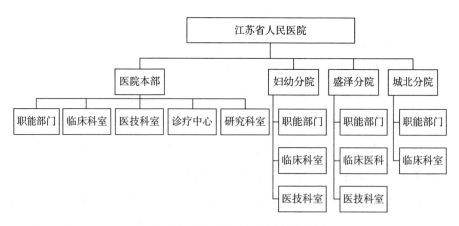

图 8-1　医院组织架构

妇幼分院、盛泽分院、城北分院作为医院下属分院，在机构设置上根据自身的特殊情况，进行了一定程度的"本土化"，在满足管理工作需求的情况下，避免了机构设置臃肿，确保组织结构精简、合理、高效。妇幼分院保留了职能部门、临床科室、医技科室三个主要机构。职能部门下设党政办公室、人事处、医务处、护理部、保健部等机构；临床科室下设普通内科、普通外科、妇科、产科、儿科、妇女保健科、儿童保健科、计划生育科等科室；医技科室下设药剂科、检验科、放射科等科室。盛泽分院保留了职能部门、临床医科、医技科室。职能部门下设党政办公室、医务部、护理部、后勤保障部等机构；临床医科设置了心肺血管病中心、综合内科、重症医学科、口腔科等；医技科室下设了药剂科、检验科、放射科等科室。城北分院只保留了职能部门和临床科室。职能部门下设综合办公室、医务办公室、护理办公室、门诊办公室和运营办公室；临床科室设置了呼吸与危重症医学科、血液内科、肾内科、感染病科、皮肤科、普通外科、骨科、泌尿外科、整形烧伤科、麻醉科和重症医学科等科室。

第二节　医院本部职能部门的组织结构

医院本部组织架构如图 8－2 所示。

职能部门包括院长办公室、党委办公室、人事处、医务处、护理部、教育处、科技处、门诊部、监察室、审计处、计财处、资产处、保卫处、总务处、临床医学工程处、工会、信息处、第一临床医学院等职能处室，以及团委、宣传办公室、公费医保办公室、干部保健办公室、感染管理办公室、质量管理办公室、离退休办公室、采购供应办公室、基建办公室、公共事业发展部、招标管理办公室、国家药物临床试验机构办公室、社会工作办公室等院直属科室。部分职能部门职能如下。

（1）党委办公室是在医院党委直接领导下负责处理党委日常工作事务的职能部门，下设统战工作科。

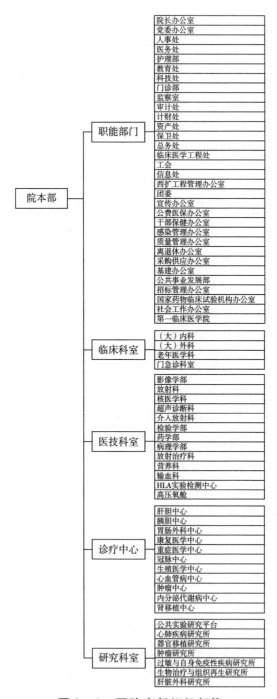

图 8－2　医院本部组织架构

（2）院长办公室是医院行政工作的综合管理协调机构，是医院领导联系各处、科、室的桥梁，也是医院对外联络的主要窗口之一。院长办公室在院长的直接领导下开展工作，实行办公室主任负责制，下设秘书科、外事科、文档科和应急管理办公室。

（3）人事处是负责医院人力资源管理工作的职能部门，负责医院人力资源规划、人员招聘与配置、干部队伍建设、绩效考核与实施、薪酬管理、劳动关系管理等工作，下设专业技术职称科、工资福利科、人才工作科、人员调配科、档案室、一卡通办公室。

（4）医务处是医院负责医疗质量和医疗行政管理的主要职能部门，在院长和分管院长的领导下，计划并组织实施全院的医疗工作，协同医院其他相关职能部门共同保障医疗安全，提高综合绩效，使医院的技术水平、服务水平和社会绩效不断提高，同时为院领导提供医疗质量与行政管理的合理化建议。医务处目前下设医务科、进修管理科、病案管理科、医患沟通中心和职工健康管理科等。

（5）护理部是医院护理工作专业管理职能部门，它与医院行政、医务、医技、科教及后勤等部门相互配合共同完成医院的医疗、护理、预防、教学、科研等工作。护理部承担了占全院人员总数近1/2的护理人员的护理管理工作，在医院医疗质量和实现医院目标中起着重要作用，下设护理质控科、护理培训科和护理感控科等。

（6）教育处在分管院长的领导下和上级主管部门的业务指导下，负责全院住院医师规范化培训管理、继续医学教育管理和江苏省毕业后医学教育研究室等工作，下设继续教育科、技能培训科等。

（7）科技处是医院科研工作的综合管理协调机构。科技处在分管科研副院长的直接领导下开展工作，实行处长负责制，负责全院科学技术研究与发展工作；负责建立、健全科技及其管理工作规范和规章制度；负责对全院学科特别是重点学科、重点专科和各类研究基地、科技中心及研究所的建设、发展与管理工作，下设科研管理科、学科建设管理科和药研机构等。

（8）门诊部在分管院长的直接领导下，全面负责门诊医疗活动的管理与服务工作，协调各部门、科室之间的关系，确保门诊医疗护理服务工作的正常运转与安全并持续改进各项工作，下设综合科、健康教育科等。

（9）监察室是在医院党委、纪委的行政领导下，主管医院纪检、监察工作的职能部门，下设行风办公室。

（10）审计处是医院根据国家法律、法规及国家卫计委相关规定设置的独立的内部审计机构，受江苏省卫计委规划财务审计处主管，在院长及分管院领导带领下开展医院内部审计工作，对医院及所属相关部门的财务收支、经济活动的真实、合法性进行独立监督审核，下设综合审计科和合同审核科。

（11）计财处是负责医院经济运行管理的职能部门，对医院各项经济活动的收支业务及货币化资产进行全面核算、管理和监督。计财处在院长和总会计师的直接领导下开展工作，下设稽核科、会计科、核算科等。

（12）资产处是在院长和总会计师的领导下，在上级主管部门的业务指导下，负责全院的价格管理，国有资产管理以及药品、耗材、设备财务管理工作的部门，下设物价科、资产管理科。

（13）保卫处是在医院分管院长的领导下和上级主管部门的业务指导下，负责全院消防、治安及安全保障工作的部门，下设治安科和消防科等。

（14）总务处是医院后勤保障工作的重要组织管理机构，全面负责医院的水、电、气（汽）供应，空调修缮，环境卫生，绿化，洗涤，物业，餐饮，院务用车等后勤保障工作，下设维修保障科、总务科、物业管理科、职工膳食科、病员膳食科、车辆管理科。

（15）临床医学工程处负责全院医疗设备的采购、安装、调试、验收、维修、保养和质控等技术工作，研究和开发设备的各项功能，使设备功能在临床上得到最大程度的发挥与应用，下设工程技术科、采购管理科。

（16）工会在院党委和上级工会的领导下，依照《中华人民共和国工会法》和工会章程独立自主地开展工作，认真履行维护、建设、参与、教育四项职能。

（17）信息处作为医院信息化建设规划、设计和实施部门，负责与全院信息化相关的所有工作，以支撑医院发展、引领未来为目标，在院领导的带领下推进医院信息化的工作，下设硬件网络科、软件应用科、综合科。

（18）西扩工程管理办公室是根据医院发展建设需要而设立的，在分管院长的领导下和上级主管部门的业务指导下，代表医院全权负责西扩工程管理工作，下设工程科、设备材料科、综合科。

第三节　医院人力资源管理的组织架构、分工及岗位职责

人是组织的核心，医院里的每一项工作都与人息息相关。人力资源管理不仅由医院的人事部门来完成的，还涉及临床一线科室及相关职能部门。由于各家医院职能划分不同，人力资源管理职能往往分布在人事、科教、医务、护理、财务等相关科室。以江苏省人民医院为例，如图8-3所示，人力资源管理职能主要由以下科室承担。

一　人事处

人事处下设处长、副处长、专业技术职称科、工资福利科、人才工作科、人员调配科、人事档案室及一卡通管理办公室。部分岗位及工作职责如下。

（一）处长的岗位职责

负责人事处的全面工作，制订人事处的工作计划，并组织实施；指导、督促、检查、评估本部门各项工作的落实和执行；开拓创新、不断完善人事工作的各项管理制度；加强对人事干部的自身素质培养，调动

积极性、凝聚人心，不断提高人事管理水平和管理效率；不断调查研究，加强人才培养和人才引进工作，以适应医院发展的需要；加强与上级主管部门之间、医院内部各部门之间的沟通与协调，及完成领导交办的其他工作。

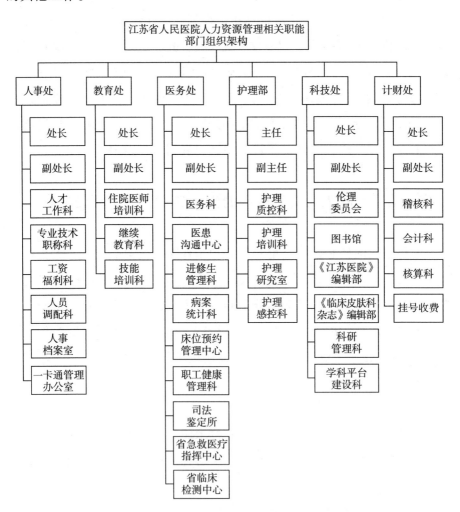

图 8-3 医院人力资源管理相关职能部门组织架构

（二）副处长的岗位职责

协助处长进行工作，并对所分管的工作负责。

（三）专业技术职称科的岗位职责

负责医院各类人员岗位设置工作；负责医院各类人员的岗位及专业技术职务聘任工作，协助做好职工的专业技术职务申报与评审工作；协助做好各类人员专业技术职务相关培训工作，包括政工干部培训、工勤技能人员培训等；协助完成上级主管部门交办的相关任务；完成领导交办的临时性任务，协助完成处内的一些其他工作。

（四）工资福利科的岗位职责

负责执行主管部门关于医院职工工资福利及绩效工资改革的各项政策；负责全院职工工资调整、审核、统计、上报等管理工作；负责执行全院职工的奖金、伙食费用等各类变动通知，协助做好奖金发放工作；负责发放年度考核奖及其他政策性福利；按国家和医院有关规定，负责发放援疆、援藏人员和卫生支农人员生活补助及有关待遇，进行差旅费报销等；协助学校人事处做好学院编制人员工资管理工作；负责公派出国（境）人员有关工资福利方面的协议签订和发放管理；负责离退休人员离退休费的计算，及留用人员的工资管理；负责医院职工丧葬费、抚恤金、遗属补助费的审核、发放工作；负责做好在职各类人员的社会保险的基数申报、费用缴纳及相关待遇发放工作；完成领导交办的临时性任务，协助完成处内的一些其他工作。

（五）人才工作科的岗位职责

负责拟定医院的人才建设发展规划及年度人才招聘引进计划；负责拟定、修改、完善有关人才引进、人才考核录用的政策及规定；负责引进人才的考核、聘任工作；负责人员招聘计划的发布、组织考核以及录用工作；负责进编人员考核及相关手续的办理工作，包括外单位人员调入、高层次留学回国人员录用、编外人员转入事业编制等；负责国家"千人计划"、江苏省双创人才等项目申报工作；负责"333高层次人才培养工程""政府特贴""突贡专家"申报及补贴发放等相关工作；负责"江苏创新创业人才奖""江苏友谊奖"申报工作；负责转业、退伍军人的安置工作；完成领导交办的临时性任务，协助完成处内的一些其他工作。

（六）人员调配科的岗位职责

负责医院各类人员的合同签订、考核续签、辞职解聘等管理工作。具体包括在编人员、非在编人员人事（劳动）代理，计划外人员用工等；负责全院的考勤统计与管理工作；负责全院各类人员岗位调整与变动工作，负责处理医院各类违反劳动纪律行为并协助处理其他违纪行为；负责计划外人员的招聘与录用工作；负责计划外人员的日常管理、考勤考核工作；负责全院非在编人员及计划外人员计划生育管理工作；负责医院依法用工管理，建立健全各项规章制度，协助做好江苏省人社厅劳动用工年检、江苏省残疾人联合会安置残疾人就业年审等工作；负责接待人事处的来访人员和处理人事处的来信、来访管理工作；代表医院参与监督和管理医院物业公司的招投标及日常工作；负责做好新入院管理人员的轮转培训工作；完成领导交办的临时性任务，协助完成处内的一些其他工作。

（七）人事档案室的岗位职责

严格遵守档案管理制度，负责做好全院人员的人事档案管理工作；负责全院人事代理人员零散材料的收集、审核、整理、转递等相关工作；负责建立和维护全院职工个人基本信息表，及时为各职能部门提供有效、准确的人员数据；负责全院职工因公出国、结婚、考研以及考核人员等政审工作；负责人事统计工作，做好月报表、年报表等；负责法人证书的年检及变更、机构编制实名制、事业单位法人年检等相关工作；负责本处室的文书归档工作；负责医院职工的退休及返聘工作；完成领导交办的临时性任务，协助完成处内的一些其他工作。

（八）一卡通管理办公室的岗位职责

负责统一规划一卡通系统建设，组织和协调系统项目的实施运转；

负责一卡通数据平台人员基础信息的建立与维护；负责职工胸牌一卡通的制作、挂失、解挂、补办及销户等工作；负责临床科室、职能处室门禁权限的日常维护工作，如门禁权限新增和删除、门禁运行时段的设置、节假日设置等；负责协助相关部门对计划外用工人员进行管理，加强人员入院、离院手续管理，严格设定有效期，实现人员扎口管理；负责职工专业技术职务、职务等信息变换后胸牌一卡通更换等工作；负责与出入院结算处、总务处、信息处等部门对接，实现病员门禁卡与 HIS等系统关联；负责全院门禁管理员合同续签、解聘等工作；负责全院职工电子刷卡考勤记录、追踪、筛查等工作，重点追踪雷同考勤记录及无正当原因不刷卡人员；完成其他临时性工作。

二　教育处

教育处下设处长、副处长、技能培训科、继续教育科、住院医师培训科岗位。部分岗位及工作职责如下。

（一）处长的岗位职责

负责教育处的全面工作，领导教育处全面履行各项职能；对主管院领导负责，坚持请示汇报制度，注意调查研究、实事求是，做好院领导的参谋；贯彻落实国家和江苏省的毕业后医学教育、继续医学教育和人才培养政策，严格依法依规办事；主持制定医院教育工作规章制度和工作计划，并监督检查各项制度和计划的落实和执行情况；加强与上级主管部门的联系，争取得到政府部门最大的支持；积极加强与全国各兄弟单位的联系、合作与交流，紧跟国内外最新动态，促进共同发展；加强院内部门之间协调，处理好与各职能部门、临床医技科室的关系，争取它们对医院教育工作的理解和支持；加强教育处干部职工的自身素质培养，包括职业道德和业务能力等培训，抓好教育处的廉政勤政建设；积极开展科室业务学习和培训，强调调查研究作风，探索新时期毕业后医学教育和继续医学教育工作的特点和规律、问题和对策；强调创新精神，积极探索医学教育新的管理模式，跟踪国内外医学教育管理的前沿，提高教育管理水平和管理效率；完成领导交办的其他工作和江苏省卫计委科教处交办的其他教育工作。

（二）副处长的岗位职责

协助处长进行工作，并对所分管的工作负责。

（三）技能培训科的岗位职责

协助处长做好住院医师规范化培训和国家卫计委培训基地的管理、督查、考核和总结工作。负责住院医师规范化培训管理：建立健全医院住院医师规范化培训管理制度和相关配套措施，使培训管理更加科学化、规范化和标准化；承担全院住院医师规范化培训的督查和指导工作。对照培训计划和相关要求，抽查培训工作开展情况、受培训人员完成培训计划情况等，以保证培训工作严格、规范、扎实地进行；承担全院住院医师规范化培训的日常管理和协调工作。不定期组织召开培训工作和受训住院医师的培训交流、座谈会，及时掌握和解决培训工作中的难点、热点问题；承担全院住院医师规范化培训考核的组织和管理工作，包括出科考核、年度考核、阶段考核；定期举办住院医师临床医学专业理论、技能操作规范辅导培训和公共必修课讲座学习班；组织医院各级受训住院医师的共性知识考试；承担医院受训住院医师参加江苏省住院医师规范化培训第一阶段考试、第二阶段考试的资格审查、报名等工作；承担全院住院医师规范化培训的文档管理工作。负责国家卫计委培训基地的管理：承担国家卫计委内镜诊疗技术培训基地、临床药师培训基地、心血管疾病介入诊疗培训基地及其他培训基地日常管理和督查工作。

（四）继续教育科的岗位职责

协助处长做好院内继续医学教育管理工作。负责院内继续教育学分管理：通过与全院学分管理员的日常联络，及时掌握全院职工的学分动态；进行全院职工继续教育学分登记、审核、汇总；进行继续教育学分管理系统维护及文档管理；对每月院内继续教育讲座进行汇总并发布通知；进行院内大型讲座的组织及学分管理；承担继续教育外联工作；做好医院年度考核继续教育方面工作。负责继续医学教育项目管理：掌握国内外继续医学教育的最新动态，管理院内继续医学教育项目；申报国家级、省级继续医学教育项目；监督继续医学教育项目举办的过程；进行继续医学教育项目举办材料的上报及备案；承担继续医学教育项目学分证书的审核、发放等管理工作；审核及管理继续医学教育项目的费用；进行各类继续医学教育证书的认定工作；管理为基层、农村举办的推广项目；做好全院职工继续医学教育质量效益的调查工作。

（五）住院医师培训科的岗位职责

在江苏省卫计委科教处和江苏省毕业后医学教育委员会的领导下，协助做好全省住院医师规范化培训的管理工作；掌握国内外住院医师规范化培训动态，为领导决策提供理论依据；依据国家及江苏省卫计委要求，制定、完善江苏省住院医师规范化培训实施方案和培训细则；协助进行全省住院医师规范化培训基地评审的事务性工作；组织全省住院医师规范化培训一、二阶段理论和技能考核的考务工作；承担全省住院医师规范化培训合格资格审核工作；承担全省住院医师规范化培训合格人员名单审核及公布；制作、发放江苏省《住院医师规范化培训一阶段合格证书》和国家卫计委《住院医师规范化培训合格证书》；汇总、分析省内住院医师规范化培训情况及相关跟踪调查的信息，提出相应建议；进行毕业后医学教育研究室相关文档的整理、存档工作；完成江苏省卫计委科教处交给的其他工作。

三 医务处

医务处下设处长、副处长、进修生管理科、医务科、职工健康管理科、司法鉴定所、医患沟通中心、病案统计科等岗位。部分岗位及工作职责如下。

（一）处长的岗位职责

在院长和分管院长的领导下，拟定全院医疗工作计划并组织实施；负责拟定和修改全院医疗相关工作制度，经院部审核发布后严格督促执行，定期组织检查，使之逐步达到制度化和规范化；定期分析、总结全院医疗工作运行情况和各临床、医技科室医疗效率指标完成情况，并提出改进或处理意见以供院长决策；负责执业医师资格考核、医师注册相关工作；负责全院医师处方和麻醉处方权限的发放和管理工作；负责全院医疗技术人员的技术考核，协助教育处做好相关培训工作，协助人事处做好医疗技术人员的考核、奖惩、晋升工作；组织、协调、实施临床医技科室新技术、新项目的开展；负责组织实施临时性院外医疗任务和对基层的技术指导工作；参与药品、医疗器械的供应和管理工作；负责全院的放射防护相关工作；负责来院进修医师的遴选、接收、安置、监管和考核等管理工作；负责院内医疗不良事件协调处理工作；负责全院医师的相关技术准入工作；负责组织实施上级主管部门的指令性任务；负责专家门诊人员的准入管理；负责医务科、进修生管理科、病案统计科、职工健康管理科等下设科室的管理工作；负责对本处工作人员进行思想教育、业务管理和业绩考核等；完成院领导和上级卫生主管部门交办的其他医疗管理工作。

（二）副处长的岗位职责

协助处长进行工作，并对所分管的工作负责。

（三）进修生管理科的岗位职责

在医务处处长和副处长领导下，具体落实进修生管理科各项工作；负责审核进修生申请名单，组织申请进修人员理论考试，发放进修报到通知，组织进修生报到，安排进修生入院教育；定期组织进修生公共知识培训，做好进修生日常管理工作；负责拟定年度基层医疗服务人员名单，定期下派医师到基层医疗机构参加医疗服务工作；负责对参加基层医疗服务人员进行考核、处罚；负责办理执业医师资格考试报名，医师执业注册及变更手续；每两年对医师执业注册证书进行校验审核；负责对本科室工作人员进行思想教育、业务管理和业绩考核等；协助相关部门做好医院工作；认真完成处领导交办的其他各项工作。

（四）医务科岗位职责

在医务处处长和副处长领导下，具体落实全院的各项医疗工作。定期深入科室了解、检查、督促各项医疗规章制度的执行情况并及时向处领导汇报。协助处领导组织院内外会诊、危重病人抢救、日常医疗事务等协调、处理工作。负责对各临床科室的效率指标进行考核；定期分析、总结全院医疗工作运行情况和各临床、医技科室医疗效率指标完成情况，向处领导汇报，并提出改进或处理意见。负责全院医师普通处方和麻醉处方权限的发放和管理工作。负责全院医疗技术人员的技术考核，协助教育处做好相关培训工作，协助人事处做好医疗技术人员的考核、奖惩、晋升工作。组织、协调、实施临床医技科室新技术、新项目的开展。负责统筹安排组织实施院外会诊工作，并加强监管。参与药品、医疗器械的供应和管理工作。负责医学及伤残鉴定等相关工作。

（五）病案统计科岗位职责

在医务处处长领导下，全面负责全院病案统计业务和行政管理工作，依据医院的总体目标，制定病案统计的建设发展规划、各项规章制度、各级人员岗位职责及技术操作常规，并组织实施。负责组织全科人员业务学习、培训及考核工作。及时了解国内外病案专业发展动态，借鉴国内外先进经验，指导工作，不断改进病案管理工作，提高管理水平。对科内重大的问题，发扬民主作风，广泛听取意见，做好工作。负责全科人员的调动、安排、考核和科内奖金分配。坚持政治理论学习，解放思想、实事求是，加强政治思想教育，不断提高全科人员的思想觉悟。经常了解科内人员的思想状况，关心他们的生活，调动积极性，完成好各项工作任务。定期和不定期组织科室人员检查病案统计工作，指出存在的问题，提出整改措施。

（六）职工健康管理科岗位职责

在医务处处长和副处长领导下，主持职工健康管理科的全面工作。制订医院预防保健、计划生育指导工作计划并检查、督促实施情况。负责一定范围内职工的预防保健、慢病管理、食品卫生管理及计生工作指导。根据工作需要做好内部分工，督促全科人员自觉执行各项政策法规和规章制度，规范流程，防止各种差错发生。遇有突发事件积极组织协调、及时处理，必要时向上级报告。审核医院患病职工诊疗、病休、医疗费用报销相关事宜。组织并落实医院职工健康体检、职工献血等工作。全面了解职工疾病和健康体检情况并及时进行总结。加强科室人员相关法律法规及政策理论学习，提高业务水平，并对科室人员的履职情况进行考核。负责职工健康教育及新入院职工岗前健康管理和计生政策的培训。完成医院交办的其他预防保健任务。

（七）医患沟通中心岗位职责

在院长、分管副院长的领导下，制订年度工作计划并组织实施。全面负责医疗投诉人员的接待和医疗投诉的处置、管理工作。制定医疗不良事件及医疗投诉预防、处理的有关规范。分析医疗安全隐患因素，拟定医疗不良事件及医疗投诉防范措施。在全院进行医疗安全教育。组织、委派部门人员学习、研究、探索新的医疗投诉处置模式。组织医疗不良事件的听证、评议等工作。

（八）江苏省急救医疗指挥中心办公室岗位职责

认真贯彻执行党和国家的路线方针政策，在中心主任的领导下，具体组织实施全省重大突发公共卫生事件应对准备和应急处置工作。做好相关处室的协调工作，加强与省有关部门联络员的信息沟通与工作联系，及时汇总有关信息，做好上报工作。组织对不明原因疾病、新发疾病进行调查处理，对重大人员伤亡事件组织开展紧急医疗救护。依照《国家突发公共卫生事件应急预案》和《江苏省突发公共卫生事件应急预案》，负责组织对传染性非典型肺炎、人感染高致病性禽流感、甲型H1N1流感等重大急性传染病进行预测、预报、预警；对其暴发、流行组织实施控制措施及紧急处置。制定全省卫生应急药品、生物制品、防护物品、卫生设备设施等物资的储备目录和计划。协助省有关部门管理省级救灾防病、反生物恐怖等突发公共卫生事件应急专项资金和应急药品、生物制品、防护物品、卫生设备设施等卫生应急物资的储备。组织协调反恐、中毒、放射事故、水上搜救、交通安全、消防安全、人民防空、核应急、森林防火、防震减灾、机场突发事件救援、公安民警医疗救治网络、防洪抗旱等重大公共安全事件和工作中涉及公共卫生问题的紧急医疗卫生应急处置措施的实施。组织协调指挥江苏省有关重大工程和重大活动的卫生防病和卫生应急处置工作。承担省急救医疗指挥中心日常管理工作，对各级医疗卫生机构卫生应急工作进行业务指导。负责制定办公室各岗位工作职责和工作标准，建立工作制度，组织并督促全室人员全面完成职责范围内的各项工作任务。组织全省卫生应急能力评估，开展卫生应急准备情况监督检查。负责制定省急救医疗指挥中心的发展规划及年度工作计划。

四 护理部

护理部下设主任、副主任、护理培训科、护理质控科、护理感控科等岗位。部分岗位及工作职责如下。

（一）主任的岗位职责

对分管院长、院长交给的指令性任务、突发事件中的护理工作负组织落实责任；对全院护理工作计划负组织落实责任；对及时参加各级相关会议，传达上级领导的指示，执行上级相关文件和规范负责；对全院护理质量管理、保证护理工作质量、维持正常的工作秩序负指导、协助的责任，包括质量标准的制定、质量控制、质量分析以及进行持续质量改进；对护理纠纷过失事故的调研及处理负指导、决策责任；对全院护理人员管理负责，包括人员招聘、使用、调配、考核等；对定期了解全院护理工作运行情况负责；对及时进行技术指导和纠正存在的问题负责；对在职护士培训、提升临床实际工作能力负指导责任；对来院实习、进修生的学习情况负指导责任；对组织领导全院护理科研工作的开展及护理新技术的推广负指导责任；对全院性活动负组织责任；负责对合作公司的外聘人员进行管理；对各种材料的审核负有责任。

（二）副主任的岗位职责

协助主任进行工作，并对所分管的工作负责。

（三）护理质控科岗位职责

对护理部质量管理年计划、季重点、月安排及落实情况负责；对单年护理部工作计划进行汇总、讨论和成稿负责；对月质量检查、节假日检查、夜间检查等各种质量安排和落实负指导、督查责任；对全院护理行政查房负有组织、落实责任；对临床出现的质量问题负有组织处理、反馈责任；对质量控制结果汇总、定期分析汇报负有审阅、指导责任；对上级各种标准、规范中与质量相关的项目、指标的组织落实负有责任；对及时了解临床护理工作状况及定期汇总、分析、汇报负有责任；对本人分配的质量检查工作负有落实责任；对到护理部的投诉、纠纷、差错等负有参与、指导处理的责任；对需要培训等协作的事项及时明确并向相关人员提出负有责任；对质量控制科科长的工作负有指导和督查落实的责任；对奖金分配系统的构建，护理部信息管理的完善、拓展负有责任；对分配的临时性任务负有责任；对院护理质量管理理念、方法等的引领作用负有责任。

（四）护理培训科岗位职责

对护理部培训年计划、季重点、月安排及落实情况负责；对双年护理部工作计划进行汇总、讨论和成稿负责；对护理人员全院性集中培训负有责任；对专人、专项培训情况负有责任（包括专科护士/外送培训）；对指导各科护理人员培训负有指导、督查的责任；对两个基地相关工作进行指导、督查负有责任；对各级人员的业务考核的标准制定负有责任（包括招聘、续聘、年中、年终、专业技术职务晋升等），对其落实负有督查责任；对决定参加的各种竞赛负有组织落实责任；对护理人员培训相关规定的制定负有责任；对临床出现的培训方面问题负有组织处理、反馈责任；对培训情况进行汇总、定期分析汇报负有审阅、指导责任；对上级各种标准、规范中与培训相关的项目、指标的组织落实负有责任；对及时了解临床培训工作状况并定期汇总、分析、汇报负有责任；对实习生、进修生的安排有序和带教情况负有指导、督查的责任；对本人分配的质量检查工作负有落实责任；对需要质量控制科等协作的事项应及时明确并向相关人员提出负有责任；对培训控制科科长的工作负有指导和督查落实的责任；对护理科研立项、进展、结题等负有责任；对《护理园地》的总体安排及时发放负有督促责任；对院护理培训管理理念、方法等的引领作用负有责任；对分配的临时性任务负有责任。

五　科技处

科技处下设处长、副处长、科研管理科、学科平台建设科、图书馆等岗位。部分岗位及工作职责如下。

（一）处长的岗位职责

在分管院长领导下，组织和管理全院科学技术研究与发展工作；负责编制全院科技研究与发展规划及年度计划；负责建立、健全科技及其管理工作规范和规章制度；负责全院科技工作的组织和实施，并做好督促、检查、评估、协调和综合平衡工作；负责对全院学科特别是重点学科、重点专科和各类研究基地、科技中心及研究所的建设、发展、评估和调整进行调研、预测并提出建议，以供院长决策；组织医院科技管理工作者开展业务学习和调研，会同有关部门对科技管理工作者进行培养和提高；负责对临床医学研究院、临床实验研究室、组织库及公共平台、临床药理基地、图书馆、动物实验室、HLA 实验室、中美疫苗中心、杂志社等的管理工作；负责本处室人员业务培训，职业道德和行风建设的管理，掌握其工作及思想状况，负责本处室综合目标责任制考核和内部分配管理；负责院长交办的其他工作。

（二）副处长的岗位职责

在处长领导下，协助做好全院科学技术研究与发展的组织和管理工作；协助处长完善制定科技工作规范与规章制度；协助处长完成科研及药物临床试验发展规划、年度工作计划以及工作总结；协助处长做好全院科技工作的组织和实施；协助处长做好全院学科建设和各类研究基地、科技中心的建设和管理工作，规范科研伦理工作；协助组织开展业务学习和培训，提高科技工作者的科研能力；完成处长交办的其他工作。

（三）科研管理科的岗位职责

在处长领导下，负责拟定全院科技项目发展计划及年度实施计划；拟定并不断完善院科技项目、科技成果、专利等管理工作规范及规章制度，并按章操作；负责组织全院科技项目的申报、评审、立项等管理工作，开展和协调国内外科技交流与合作研究；负责全院科技成果鉴定、评审、报奖及专利申请等管理工作；负责监督、检查、评估各类科技项目进展情况，协调科技支撑条件，保障科技项目按期高质量顺利进行，并做好科技项目总结验收工作；组织科技成果与成熟技术的临床应用和推广转化，负责科技开发及产业化等管理工作；负责科技统计工作，进行科技保密的审查与鉴定工作；负责全院科技项目经费的监督与管理，保障科研经费按章合理使用，按规定做好科技经费的预决算工作；

完成处长交办的其他工作。

（四）学科平台建设科的岗位职责

在处长领导下，负责拟订全院学科发展计划与年度实施计划；拟订并不断完善学科建设管理工作规范与规章制度，并按章操作；负责组织全院重点学科（实验室）和重点人才申报、评审、考核评估等管理工作；负责跟踪各重点学科（实验室）建设任务的实施情况，配合主管部门对重点学科（实验室）和重点人才计划的实施进行监督、检查、评估；负责科研基地开放服务的管理工作，协调学科基础设施条件建设，协助开展广泛的学术交流与合作；完成处长交办的其他工作。

（五）图书馆岗位职责

在处长领导下，主持医院图书馆的全面工作。负责制定和编写图书馆的发展规划以及馆藏文献资源建设所需费用的预算。负责图书馆各岗位工作人员的工作安排、检查和督促以及各岗位人员的继续教育工作。负责馆内工作的汇报和总结。负责馆际间的协作协调工作，积极参加行业学会的活动，不断提高图书馆的学术地位。

六　计财处

计财处下设处长、副处长、核算科、会计科、稽核科等岗位。部分岗位及工作职责如下。

（一）处长的岗位职责

在分管院长领导下，全面负责医院财务核算、经营管理和监督工作，对计财处和下属部门的行政管理工作负责。建立处务会制度，实行内务公开和民主集中制管理原则，根据上级主管部门和国家相关财会政策，负责组织制定、修订全院有关财经纪律和财务管理的各项规章制度，加强督促检查，实行动态管理。围绕医院战略发展目标和规划，合理编制预算、统筹安排各项资金，为院领导决策提供有效信息，保证全年工作计划顺利完成。合理组织收入、控制行政开支、监督预算资金正确使用。负责组织各项资金的统筹安排、专项资金的使用，提高资金使用效率。会同相关部门及科室，加强流动资金和固定资产的核定和管理。参加医院组织的与经济活动有关的各种会议，掌握信息、了解有关资金运作情况、审查并提供对外会计资料。负责组织、开展财务收支状况、科室成本控制情况等经济运行情况分析，并定期向院领导和职工代表大会报告财务状况和经营成果及财务工作中的问题，为医院决策和管理提供依据。参与医院重大经济活动和大宗金额合同的签订工作。制订计财处年度工作计划，检查和督促部门各级人员履行本岗位职责，为医院的发展进行积极探索、创新经营。负责计财处和下属部门财务会计机构设置，财务人员的考核、任用和调配。加强财会人员队伍建设，不断提高会计人员的职业道德水平和业务素质；负责本部门财务人员业务学习和思想政治工作，有计划地组织安排业务学习、培训、业绩考评、奖惩、专业技术职务聘任工作，实行财务人员轮岗制度。接受上级部门、外部审计部门、税务部门等的检查，搞好配合和协调工作，并对各项检查中发现的问题提出整改意见，落实整改措施。完成院领导交办的其他财务方面工作，当好院领导参谋和助手。

（二）副处长的岗位职责

协助处长进行工作，并对所分管的工作负责。

（三）核算科的岗位职责

在处长领导下，认真学习和掌握有关方针政策，学习业务知识，具有改革意识，对本科室的业务和行政工作负责。围绕医院当前工作，不断调整工作思路，为加强医院内部管理做实事。坚持原则，秉公办事，特别是在院内津贴分配方面不得有随意性。对外单位的来访做选择性通报，不随便外泄医院机密。注意与其他职能部门的配合与协调，强调归口管理，服从医院领导。

（四）会计科的岗位职责

在处长领导下，根据有关政策法规、财经纪律和医院规章制度，积极配合医院和部门的各项中心工作，主持本科室业务范围内的会计核算和财务管理工作，对所在科室的行政工作负责。建立科务会制度，定期传达院周会、处务会的精神。根据国家相关财会政策变更和内部管理需求配合领导及时修订各项相关财务管理制度和内部控制制度，并加强督促检查，实行动态管理。科学合理编制预算，并依据以前年度支出安排，将预算指标分解至各职能部门。熟悉并关注本科室的每个业务环节，加强会计基础规范工作，抽查会计凭证、会计报表、往来核销、工资发放等情况，加强业务联系，碰到难点及问题及时向领导请示汇报，共同协商处理。负责具体开展财务收支状况、科室成本控制情况等经济运行分析，并定期向院周会报告财务状况和经营成果，为医院决策和管理提供依据。根据医院年度经济运行结果，进行科学分析，真实、准确编制年终决算，按时上报年终决算报表。与上级主管部门及其他相关部门协调联系，接受上级主管部门或其他部门的突击性任务，包括各项检查、外部审计、债务报表统计、经费公开等，参加上级主管部门或其他部门主办的与经济活动有关的各种会议，包括预算、决算会议等。了解本科室人员思想状况，掌握工作情况，发现问题并及时解决，对科室人员的晋升、奖惩及工作调配提出主导意见；负责本科室人员的业务培训和业务指导，保证工作质量，提高工作效率。负责会计档案归档、科室人员岗位交接的监督工作。年终对科室工作做总结，提出合理化建议和建设性意见。完成领导交办的其他工作。

（五）稽核科的岗位职责

在处长领导下，认真学习和掌握有关方针政策，学习业务知识，参与年度各项预算计划指标的确定，并提出可行性建议和意见。根据计划指标审核各项收支，在执行过程中，发现有违规现象或有计划外收支项目等及时向领导汇报，以便控制和纠正。负责审核原始凭证的真实性与合法性，对不规范的原始凭证有权拒签，稽核人员对审核签章的原始凭证负责。依据院内审批权限、经费开支标准及范围，给予逐笔逐项稽核，不因人因事而异，确保规章制度的严肃性。熟悉和了解与本科室有关的各岗位工作职责，并进行督查，发现问题及时反应和汇报，加强管理和控制力度。

图书在版编目（CIP）数据

医院人力资源管理实践创新 / 丁强等著． —— 北京：
社会科学文献出版社，2017.12
ISBN 978 - 7 - 5201 - 2134 - 7

Ⅰ.①医… Ⅱ.①丁… Ⅲ.①医院 - 人力资源管理 -
研究 - 江苏 Ⅳ.①R197.322

中国版本图书馆 CIP 数据核字（2017）第 328148 号

医院人力资源管理实践创新

著　　者／丁　强　王晓东　张正堂　朱卫华　张　全

出 版 人／谢寿光
项目统筹／高　雁
责任编辑／冯咏梅　王春梅

出　　版／社会科学文献出版社·经济与管理分社（010）59367226
　　　　　地址：北京市北三环中路甲 29 号院华龙大厦　邮编：100029
　　　　　网址：www. ssap. com. cn
发　　行／市场营销中心（010）59367081　59367018
印　　装／北京季蜂印刷有限公司

规　　格／开　本：787mm × 1092mm　1/16
　　　　　印　张：18.75　字　数：249 千字
版　　次／2017 年 12 月第 1 版　2017 年 12 月第 1 次印刷
书　　号／ISBN 978 - 7 - 5201 - 2134 - 7
定　　价／85.00 元